한국인의
위장·간 질환

한국인의
위장·간 질환

현철수 지음

코넬 의과대 교수

한국인의 고질병, 속병 예방과 치료에 대한 최신 가이드

〈내 증세가 심각한 병에서 비롯된 것은 아닐까〉, 〈어느 의사에게 가서 상담을 하고 진료를 받아야 할까〉, 〈치료 방법은 있을까〉 등의 의문들로 혼란스러워하는 사람들을 주의에서 많이 볼 수 있다. 이러한 상황에서 일반인들에게 꼭 필요한 의료 정보를 제공할 수 있다면 바쁜 삶 속에서 건강을 지키는 데, 특히 우리 한국인에게 큰 문제가 되고 있는 위와 장, 그리고 간에서 일어나는 여러 질환들을 알고 예방하는 데 조금이라도 도움이 되지 않을까 하는 바람이 이 책을 펴내는 계기가 되었다.

현대인은 의료 정보의 홍수 속에 살고 있다 해도 과언이 아닐 정도로 너무나 많은 건강 정보들이 쏟아져 나오고 있다. 뿐만 아니라 누구든지 이러한 의학 정보들을 쉽게 접할 수 있는 편리한 세상이 되었다. 그러나 이렇게 인터넷과 각종 언론 매체를 통해 얻어지는 의료 정보들이 일반인들에게 올바르게 인식되고 있는가에 대해서는 의문이 일지 않을 수 없다. 제대로 점검

되지 않은 정보로 인해 생기는 혼동도 문제지만 선별된 의학 정보라고 하더라도 의료 전문인이 아닌 일반인들이 그처럼 수많은 정보 속에서 자기 자신에게 꼭 필요한 의료 정보를 찾아내 올바르게 인식하기는 그리 쉬운 일이 아니기 때문이다. 정보의 정확도도 문제지만 정보 내용 자체가 올바르게 인식되지 못하는 경우가 허다할 수밖에 없는 것은 개개인이 가지고 있는 의학 기초 상식, 이해력, 그리고 편견 등을 여러 계층에서 찾아볼 수 있기 때문이다.

질환에 대한 구체적인 의학 정보 외에 일반적인 예방 의학에 대한 글들도 실었다. 한 예로, 병의 근원은 환자 자신이 지니고 있는 선천적·환경적 요인에 의해 발생한다는 점과, 올바른 생활 습관의 확립, 그리고 진료 과정에서 환자가 유의할 사항들과 개개인의 특성을 이해하는 것의 중요함 등을 강조하였다. 또한 적절하지 못한 한국인의 약 문화 형성에 대한 지적을 비롯해 환자와 의사 사이의 원만한 의사소통과 이해의 중요성은 물론 잘못된 진료 과정과 의료 검사에 대한 일반인의 삐뚤어진 의학 상식도 지적해 보았다.

『한국인의 위장·간 질환』은 제목 그대로 한국인에게 가장 많이 발생하는 주요 위장 질환과 간 질환에 대한 책이다. 위암, 대장암, 췌장암, 간암을 비롯한 여러 소화기 암 질환들과 위장, 간 및 모든 소화 기관에서 발생하는 질환들에 대한 정보를 다양하게 수록하였다. 특히 일반인이 흔히 가질 수 있는 소화기 계통의 증상 및 질환 자체에 대한 설명과 더불어 역학적인 정보, 예방법, 진단, 최신 치료에 이르기까지 다양한 정보가 실려 있다.

이 책은 세 부분으로 구성되어 있다. 〈당신의 속, 괜찮은가?〉에서는 우리 한국인들에게서 가장 많이 발견할 수 있는 소화기 질환들의 증상에 대해 설명하였다. 우리는 몸 어디에서 불편함을 느낄 때 이것이 어떠한 병의 증세는 아닐까 걱정하게 된다. 그냥 지나가는 일시적인 불편함인지, 아니면 심각한 병의 증후인지 자문해 보기 마련이다. 병원에 가봐야 하는지, 간다면 어떤 계통의 전문의를 찾아야 하는지, 확실한 진단과 치료 방법은 있는지 등 걱정이 앞서기도 한다. 인터넷을 들여다보기도 하고, 심지어는 이런저런 의학 서적을 뒤적거리기도 한다. 이렇게 우리는 자신이 느끼는 몸의 불편함이 어떠한 질환과 관련 있는지에 대해 고심하는 경우가 적지 않지만, 여기저기 넘치는 의료 정보 중에서 왠지 자신에게 꼭 필요한 정보는 잘 보이지 않는 듯하다. 이러한 가운데 〈질환과 그 증상〉에 대한 정확한 의학 상식은 위와 같은 고충을 다소나마 덜어 줄 수 있으리라 생각한다.

〈위장 질환〉에서는 중요한 위장 질환에 대한 구체적인 의료 정보를 실었다. 즉, 1부에서 설명한 여러 증상들의 원인이 될 수 있는 질환들로서 우리 한국인들에게서 많이 찾아볼 수 있는 소화성 궤양, 위암, 그리고 상승 추세를 보이는 대장, 담도, 췌장 질환 등 여러 소화기 질환들에 대한 최신 정보를 실었다.

〈간 질환〉에서도 우리 한국인들에게서 많이 발견되는 여러 종류의 간염 질환, 간경화, 간암 등에 대한 정보를 수록했다. 특히 B형 간염 바이러스 질환의 첨단 진단과 치료 정보를 담았다.

소화기 질환에 관한 일반 서적들을 살펴보면 거의 대부분 위장 내과와 간 내과 부분을 개별적으로 다루고 있지만, 이 책에서는 두 분야를 함께 다루었다. 이 점은 이 책의 특징이기도 한 한편, 독자들에게는 한 권의 책 안에서 중요한 위장, 간 질환을 모두 들여다볼 수 있게 하는 편리함을 제공한다. 임상 경험에 비추어 봤을 때, 필자는 의사로서 사람들에게 정확한 건강 정보를 설득력 있게 제공하는 것이야말로 일반인들이 스스로 건강을 증진시키는 데 가장 큰 힘이 됨을 깨달았다. 또한 병을 예방하기 위해서는 자신에게 꼭 필요한, 기초적인 건강 정보는 자신이 스스로 챙길 수 있는 의지가 필수적으로 앞서야 한다. 필자는 이 책이 일반인들에게 건강에 대한 하나의 자극제이자 길잡이 역할을 했으면 한다. 특히 진료를 받거나 상담을 원할 때 적합한 병원과 의사를 찾아 문제를 풀어 나가는 데 도움이 되기를 바란다. 환자 자신의 증상에 대한 이해는 물론 기본적인 의학 상식을 숙지하는 것은, 자신의 건강 증진에 대한 시야를 넓혀 줄 뿐만 아니라 궁극적으로 올바른 진료를 도모할 수 있는 좋은 촉매 역할을 하여 보다 나은 임상 결과를 이끌어 낼 수 있기 때문이다.

2010년 3월 뉴욕에서
현철수

차례

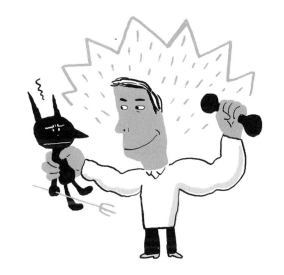

3 간 질환

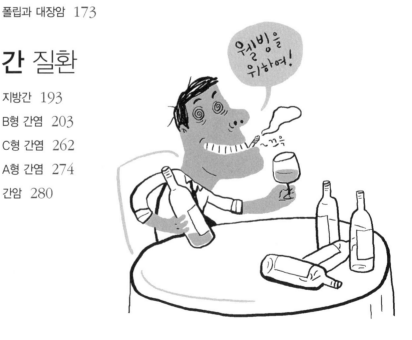

1 당신의 속, 괜찮은가?

어디가 불편해서 오셨나요?

소화가 안 된다

배가 아프다

변에 피가 비친다

변비가 심해졌다

설기가 있거나 변이 퍼져 나온다

어디가 불편해서 오셨나요?

우리가 의사를 찾는 이유는 자신이 느끼는 신체적 불편함과 아픔 및 여러 증상에 대한 해답을 구하기 위해서다. 별 증상 없이 정기 검진을 하러 가는 사람들도 있지만, 어딘가 몸이 편치 않거나 자신의 건강에 의문점이 있어서 찾는 경우가 대부분이다. 이러한 환자들을 대면하고 상담하는 과정에서 의사가 해야 할 가장 중요한 일은, 환자가 어떠한 증세로 병원을 찾게 되었는지를 밝히는 것이다. 그런데 이것은 생각보다 훨씬 어려운 일일 수 있다. 어디가 어떻게 불편해서 왔느냐는 질문에 대답은 가지각색이다. 차분하게 자신의 과거 병력과 증세를 자세히 설명해 주는 사람이 있는가 하면, 자신의 증상은 어느 병에서 왔으니 그 질환을 중점으로 검사해 달라고 요구하는 경우도 많다. 〈자꾸 빈혈이 와서요〉, 아니면 〈제가요, 위염 증상이 있어서……〉라든가, 〈지방간 증세가 있어서……〉 등의 자가 진단이 쏟아져 나온다. 심지어는 〈분명히 가슴에 이상한 뭔가가 있으니 MRI 검사를 해달라〉

고 주문(?)하는 사람들도 종종 있다. 환자가 자신의 증상이 어디서 비롯되었다는 일종의 고정 관념을 가지고 병원에 오는 이런 경우, 자칫 잘못하면 의사도 환자의 요구 사항을 들어주는 것으로 진료를 대신할 수 있다. 그러다 보면 환자가 가진 증상의 확실한 원인을 발견하지 못한 채 나중에 유감스러운 결과를 초래하기도 한다.

그렇다면 어떻게 해야 의료진에게서 최대한의 도움을 받을 수 있을 것인가? 방법은 단 한 가지, 의사와 열린 대화를 하는 것이다. 자기의 증상을 비롯한 모든 것을 내놓고 편안한 마음으로 상담하는 것이다. 자신이 가지고 있을 병에 대한 생각을 감추고 이야기하지 말라는 뜻이 아니다. 자신의 생각을 털어놓고 상담하는 것은 좋지만, 의사로 하여금 심사숙고할 수 있는 여유를 주는 것 또한 현명한 환자의 태도다. 그래야만 참된 열린 대화가 가능하고 제대로 진료가 이루어질 것이기 때문이다.

__병을 보기 전에 사람을 보라

과학과 의술이 급속도로 발전하다 보니, 의료 과정이 지나치게 사무적이고 기계화되었다. 질환에 대한 인지도가 높아짐에 따라, 이제는 병원에 와서 환자들이 이런저런 검사를 해달라고 직접 요구하기도 한다. 개중에는 혈액검사와 MRI나 CT로 모든 질환을 진단할 수 있다고 생각하는 사람들도 있다. 심지어는 피 검사 하고 사진 찍어 보면 다 알 텐데 뭘 그리 많이 묻느냐는 사람들도 있다. 그러나 한 가지 명심해야 할 것은 환자가 가지고 있는 건강 문제의 해답은 의사와의 상담에서 도출되는 것이고, 여기에서 이루어진 상담을 토대로 문제점을 풀어 나가야 한다는 점이다. 그러나 안타깝게도

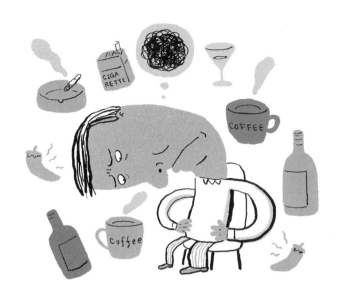

현실은 그렇지만은 않다. 환자가 문제점을 가져오면 의료진은 그 문제점에만 치우쳐 치료하기 급급해 그 문제점의 요인 규명에 신경을 쓰지 않을 때가 있다. 한 예로, 자주 코피가 터진다고 호소해 오는 환자를 여러 번 보면서 약물 치료나 소작법으로 치료할 뿐 자세한 문진과 혈소판 검사, 혈액 응고 작용 검사 및 기초적인 피 검사 한번 하지 않는다면 이것을 어찌 제대로 된 진료라 할 수 있겠는가? 또 다른 예로, 소화성 궤양을 진단할 때, 궤양 자체만을 보고 치료하는 데 급급해, 궤양 걸린 사람의 〈속〉과 다른 문제점들을 이해하는 데 소홀하다면, 궤양 질환을 확실히 치료할 수 있을까?

다시 말해, 질병 그 자체만 보고, 그 질병을 가지고 있는 사람 전체를 보지 않는다면 제대로 된 진료라 할 수 없는 것이다. 환자의 불편한 심정까지 파악하기 위해 의료진은 최선을 다해야 한다. 환자의 증상을 올바르게 이해하려면 의사는 환자의 〈마음 밭〉까지 세심히 살펴보겠다는 마음가짐을 가져야 한다. 즉, 환자가 호소해 오는 증상뿐만 아니라 환자의 〈모든 것〉에 관심을 기울여 좀 더 총체적으로 접근하는 포괄적인 의료를 해야만 환자의 문제점을 찾을 수 있지 않을까? 사람을 보지 않고 질병 그 자체에만 몰두한다면 코끼리의 발만 만져 보고 〈이것은 기둥이다!〉라고 말한 장님과 과연 무엇이 다르겠는가 말이다.

속병이 만연하는 한국인의 생활에서는 위장과 간에 대한 문제만큼 큰 비중을 차지하는 질환도 없다. 그야말로 속이 불편한 경험을 해보지 않은 사람은 거의 없을 것이다. 그릇된 식습관을 비롯해 우리가 즐기는 맵고 짠 음식, 그리고 2차, 3차로 이어지는 술 문화가 우리의 소화기를 가만히 놔두지 않는 것이다. 게다가 〈속병〉에 대한 증상은 복잡하기 짝이 없다. 단순히 〈배가 아프다〉는 증세도 자세히 들어 보면 그 증상이 천차만별이다. 또한 이와 복합된 다른 증세는 물론 이러한 불편함이 발생하는 상황을 모두 견주어 이해하는 것은 쉬운 일이 아니다.

여기서는 일반인들이 가장 빈번히 호소해 오는 증세 다섯 가지를 모아 보았다. 〈소화가 안 된다〉, 〈배가 아프다〉, 〈변에 피가 비친다〉, 〈변비가 심해졌다〉, 〈설사가 있거나 변이 퍼져 나온다〉 등은 우리 주위에서 흔히 듣는 증세들이다. 이러한 증세들에 대해서 좀 더 구체적으로 알아보자. 여기에 실린 글이 일반인들에게 자신의 증세를 파악하는 데 도움이 되고, 필요한 소화기 질환의 진료 과정을 도울 수 있는 가이드 역할을 했으면 한다.

소화가 안 된다

〈소화가 안 된다〉, 〈배가 답답하다〉, 〈가스가 많이 찬다〉 등은 위장 질환에서 가장 많이 듣는 증세다. 이런 말들은 환자가 배 부위의 불편함을 형용하는 데 쓰이는 여러 가지 표현이다. 커피, 술 등 자극성 있는 음식물을 섭취했을 때라든가 과식했을 때 생기는 더부룩함과 메스꺼움 등도 이런 증세와 자주 동반될 수 있다. 이런 증세를 통합하여 영어로는 〈디스펩시아 *dyspepsia*〉라고 부르는데, 여기에는 소화 불량증*Bad digestion*이라는 뜻이 내포되어 있다. 세계 여러 나라에서 벌인 역학 조사에 따르면, 사람이 살아가면서 소화 불량증 때문에 잠시나마 고생할 확률은 10~40퍼센트에 이른다고 한다. 하지만 이러한 통계 자료가 없더라도 우리는 소화 불량이 우리 생활 주변에서 얼마나 흔히 접하는 건강 문제인지 너무나 잘 알고 있다.

__소화 불량의 원인 질환

소화 불량을 일으킬 수 있는 대표적인 위장 질환을 생각해 보자. 첫 번째는 소화성 궤양 질환*Peptic ulcer disease*으로, 디스펩시아 증세를 보이는 환자의 20퍼센트 정도는 위나 십이지장에 궤양이 있을 수 있다. 물론 이러한 통계는 환자의 연령, 병력, 여러 위험 요인에 따라 달라질 수 있다. 한 예로, 지난 20년 동안 담배를 하루 한 갑씩 피워 온 40대 성인이 느끼는 디스펩시아는 20대에 느꼈던 소화 불량과는 질적으로 다를 확률이 높다는 것이다. 그러므로 증세도 증세 나름이지만, 위험 요인이 클 경우에는 이에 따르는 조치 또한 중요할 것이다.

두 번째는 만성 위염*Chronic gastritis*을 들 수 있다. 만성 위염은 한국 사람들에게서 가장 많이 발견되는 소화기 질환일 것이다. 만성 위염의 원인에는 여러 가지가 있지만, 이 중 하나로 헬리코박터 파일로리*Helicobacter pylori*균 감염으로 인한 위염이 있다. 헬리코박터균은 위 점막에 기생하면서 위염 외에도 궤양을 유발시킬 수 있으며 위암 유발과도 밀접한 관계가 있다. 이 세균은 환자의 위 점막 조직에 커다란 손상을 주지 않는 상태에서도 환자에게 많은 불편을 준다. 쉽게 진단할 수 있으며, 반드시 치료를 해야 한다.

세 번째는 담도계나 췌장 질환을 고려해 볼 수 있다. 담석증, 담낭염, 급성 및 만성 췌장염과 이 부위에서 발생하는 암 질환 등은 모두 소화 불량을 가져다줄 수 있다.

네 번째는 위에서 설명한 유기적 질환과는 다른, 소화 기관의 대표적인 기능적 질환인 과민성 대장 증후군을 생각해 볼 수 있다. 과민성 대장 증후군은 소화 기관 어느 부분에서나 일어날 수 있는 증후군으로서, 고유의 증상은 없지만 대개 배 부위가 불편하며, 배변의 횟수와 양이 일정하지 않고, 식후에 곧 변을 봐야 하는 불편함이 있다. 또 어떤 음식물에는 일종의 과잉 반응(통증, 설사 등)을 일으킬 수 있지만, 취침 중에는 아무 증세가 없으며 혈변과 체중에도 변화가 없다. 이와 같은 증상들이 나타나지만 검진을 해보면 극히 정상이고, 혈액 검사와 내시경 검사 및 여러 가지 검진 결과들도 정상으로 나타날 때, 과민성 대장 증후군이라는 진단을 내리게 되는 경우가 많다. 다시 말해, 기능적 질환의 진단에 대한 확신은 어디까지나 유기적 질환들(궤양, 염증, 감염, 암 등)을 배제한 후에야 가능하다는 것이다.

이외에도 위 식도 역류성 문제나 기능성 소화 불량증 혹은 비궤양성 소화 불량증이라는 용어가 있는데, 이는 뚜렷한 궤양성 질환이 없는 상태에서 소화 불량 증세가 있는 것을 가리키며, 흔히 신경성 위염으로 알려져 있다. 이러한 질환은 앞서 언급한 과민성 위장 증후군이나 세균성 만성 위염과도 흡사해 임상적으로 구분하기 힘들 수 있다.

__검진 후 약 복용을

증세가 오랫동안 지속되었다거나 최근에 악화되는 기미가 보인다면, 신체 검사 외에 잠혈변 검사, 혈액 검사, 위 내시경 검사 및 다른 정밀 검사를 받도록 권하고 싶다. 궤양성 질환이나 심한 염증이 발견되지 않더라도 헬리코박터균의 감염이 있으면 치료받고 증세를 모니터해 보는 것이 중요하다. 이러한 검진 결과가 모두 정상이라면, 우선 환자의 식사 방법 및 생활 습관 등을 잘 고려하여 수정해 보는 것이 매우 중요한 치료 방법이 되리라고 생각한다. 많은 환자들이 소화제나 제산제 등을 오래 복용하면서 증세를 무마시키는 경우가 있다. 심각한 질환이 있더라도 약을 복용하게 되면 증세는 약간 경미해질 수 있다. 그러나 이런 때에 약을 오랜 기간 복용하면 병을 키우게 된다. 즉, 검사를 받지 않은 상태에서 약을 복용한다면 심각한 질환이 은폐될 수 있다는 말이다. 내시경 검사뿐만 아니라, 초음파, CT, MRI 등으로 검사할 수 있으며, 때에 따라서는 내시경으로 재검진을 하는 경우도 있다.

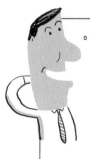

s p e p s i a   P e p t i c u l c e
o r i   c o n s t i p a t i o n   *diarrhea*   E n t e r o t

■ 빨갛고 동그란 그때 그 약 주세요

자기 신체에 무엇이 유익하고 무엇이 유해한가를 알아
자기가 자기를 책임져야 한다.
— 소크라테스

우리는 몸이 좀 편치 않고 이상하다 싶으면 으레 약을 찾는다. 잠시 한 끼 정도 금식하여 위장을 쉬게 해주면 나을 단순한 소화 불량에서부터 감기, 기침이나 가벼운 두통에 이르기까지 어떤 증세든지 언제나 약을 찾고 있다. 그 증세가 어디서 비롯되었는지 생각하기에 앞서 무조건 그 증세를 완화시키려고만 서두르는 것이다.

속전속결을 좋아하는 우리의 근성을 반영하는 듯하다. 증세가 있으면 원인에 따라 달리 분석하여 취급하여야 할 것인데, 우선 급한 불부터 끄자는 생각이다. 그것도 나름대로 이해가 되기는 한다. 그러나 이러한 다급함이 불필요한 치료와 약제의 남용과 오용은 물론, 이와 결부된 많은 문제들을 불러일으키는 줄은 왜 모르는가?

약국은 동네 주치의

의약 분업이 시행되고 있다고는 하지만, 사람들은 보통 몸이 불편하면 의사에게 찾아가 진찰을 받기에 앞서 우선 약국을 찾는다. 그야말로 약국이 누구나 쉽게 예약 없이, 별 부담 없이 언제나 찾아갈 수 있는 동네 주치의 역할을 하는 셈이다. 물론 몸이 불편할 때 꼭 의사만을 찾아야 된다는 말은 아니다. 반드시 그럴 필요가 없는 경우도 물론 많다. 약국에 들러 자신의 증세를 해소시켜 줄 수 있는 약이 있는지 약사에게 한번 상담해 보는 일은 있을 수 있다. 그러나 약사를 의사로 착각하지는 말아야 할 것이다.

약 이름 정도는 알자

우리 한국인들은 약에 대한 맹신이 대단하다. 약의 효과에 대한 기대감 또한 크다. 그런데 놀라운 것은 자신이 처방받아 복용하고 있는 약들에 대해서는 너무 모른다는 것이다. 당뇨, 고혈압, 심장 질환 등으로 여러 가지 약을 복용하는 사람들 중에서 자신이 복용하는 약의 이름을 알고 있는 경우는 절반도 안 되는 것을 보았다. 더더욱 걱정스러운 일은 이러한 약제들이 일으킬 수 있는 부작용에 대해서도 대부분 모르고 있다는 것이다. 약의 이름을 물어보았을 때, 많은 경우 네모 모양의 파란 약이라거나 동그랗고 하얀 약이라는 식으로 대답한다. 참으로 걱정스러운 일이다. 여러 전문 계통의 의사를 찾는 환자(특히 노인층)들은 구입하는 약들이 많기 마련인데, 따라서 이중으로 처방되는 경우도 있다. 최근 미국 여러 대학의 연구 조사에서 건강에 해로울 수 있는 약들이 너무 자주 처방된다는 결과가 나온 바 있다. 한 예로 65세 이상 노인들의 15퍼센트 이상이 건강에 해로울 수 있는 약을 두 가지 이상 처방받은 것으로 나타났다. 특히 위험하게 처방되는 것들은 진통제, 진정제, 우울증 약 등으로, 주로 노인들이 많이 복용하는 약들로 나타났다. 그러므로 처방해 준 약들을 잘 살펴보고 이해하는 것이 중요하다. 자신이 복용하는 약이 무엇인지 모른다면 이중으로

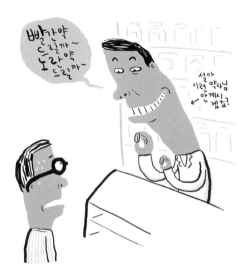

복용하는 약들도 많을 것이다. 실질적으로 많은 의료 문제가 다중으로 약을 처방받아 복용하여 생기는 부작용 때문에 일어난다. 이 의사 저 의사가 처방해 준 약들이 정말로 다 필요한지, 그리고 함께 복용할 경우 부작용을 일으키지는 않는지 큰 의문이 아닐 수 없다.

특히 우리나라 약국에서 약을 조제해 주는 것을 보면 약들의 이름을 알기가 힘들다. 봉지 안에 여러 종류의 약들이 함께 들어가 있는 것이다. 좀 호기심이 많은 환자가 어떤 약이냐고 물어보면 귀찮다는 듯이 그냥 식후나 식전에 지시대로 복용하기만 하면 된다는 식으로 설명할(?) 뿐이다. 약은 환자 자신이 복용해야 하는 만큼, 환자에게 약에 대해 자세히 알려 주는 것은 당연한 일일 것이다.

미국에서는 약사가 약을 조제할 경우, 다른 종류의 약을 하나의 용기에 절대 섞지 않는다. 종류별로 병에 각각 집어넣어 주고, 약 이름을 기입한 라벨을 그 병에 꼭 붙인다. 또한 약의 부작용에 대한 모든 정보를 제공해 준다. 이러한 방침은 환자로 하여금 자신이 복용하고 있는 약제들에 대해 알고 조심하게 하려는 것이다. 약제의 명칭과 부작용은 물론, 어떠한 작용으로 병을 치료하는 것인지 알 때 비로소 환자는 자신의 질환에 대해 관심과 이해를 갖게 되고 임상적 치료 효과도 높일 수 있게 된다.

아는 만큼 효과 보는 약

의사와 약사는 한마음 한뜻으로 일반인이 약에 대한 인식을 높이게끔 교육과 계몽에 앞장서야 할 것이다. 의사는 환자가 다른 의사에게 처방받아 복용하는 약이 무엇인지 꼭 물어보아야 할 것이고, 환자로 하여금 약의 이름과 부작용에 대해 파악하도록 충분한 설명과 상담을 해주어야 할 것이다. 또한 약사는 자신의 증세를 설명하며 처방을 조르는 환자 앞에서 분별력 있게 대처함으로써 많은 환자들을 혼동에서 해방시키는 옳은 역할을 해줘야 할 것이다.

체크 포인트

약을 처방받을 때는 이렇게

1 약을 받을 때 약명과 효능, 용량 및 부작용에 대해 정확하게 기록해 놓는다.
2 병원에서 투약 목록을 받는다. 평소에 복용하는 약들을 쉽게 기록하고 관리할 수 있도록 목록을 늘 지니고 다닌다. 그래야 차후 다른 의사를 찾거나 예기치 않은 사고를 당했을 때 의사가 쉽게 약력을 파악할 수 있다.
3 가능한 한 현재 복용하고 있는 약에 대한 기록을 보존할 수 있도록 한 약국을 이용한다.
4 처방전 없이 약을 구입할 경우에도 의사와 상의하여 부작용을 미연에 방지할 수 있게 한다.

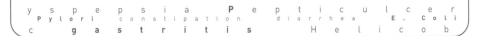

배가 아프다

__복통의 진단

복통은 우리 주위에서 흔히 보는 증세로서, 위장 내과는 물론 병원을 찾는 가장 많은 원인이기도 하다. 〈배가 아프다〉는 말은 무척 광범위한 증세를 총괄하는 표현이다. 환자가 일종의 복통을 호소해 온다면, 이는 위에서 말한 배 부위의 불편함과는 다른 좀 더 급성적인 요소가 담겨 있다고 볼 수 있다. 위·장·간, 췌장, 담낭 등 여러 소화 기관을 둘러싸고 있는 폐, 심장, 신장, 그리고 혈관 등이 모두 복통의 요인이 될 수 있으며 때에 따라서는 빠른 시간 안에 정확한 진단이 요구된다.

원래 배에는 식사를 걸렀을 때 느끼는 공복감, 그리고 배변이나 배뇨 때의 느낌 외에는 어떤 불편한 감각도 없어야 한다. 따라서 별다른 이유 없이 느끼는 복통은 일종의 경계 신호일 수 있으므로 정확한 검사를 받아야 한다.

모든 질환과 마찬가지로 복통도 기능적 요인과 기질적 요인으로 나누어 생각해 볼 수 있다. 기질적 질환은 육안이나 현미경으로 보아 조직에 이상이 있는 유기적 요인이 있는 질환으로, 위 식도 역류증, 위염, 소화성 궤양, 담석, 췌장염, 장염, 그리고 이 모든 기관에서 생길 수 있는 암 질환(식도암, 위암, 소장암, 대장암, 담도암, 췌장암 등) 등을 들 수 있다.

반면에 기능적 질환은 조직학적으로나 현대 의학의 일반적인 진단 방법으로는 아무 이상이 발견되지 않는 질환을 일컫는다. 모든 복통의 3분의 2가 배 속에는 병이 없고 신경의 긴장 상태나 규명할 수 없는 어떤 변화로 말미암아 일어나는 기능적 질환이다.

__복통을 구분할 수 있는 여러 가지 방법

통증의 위치, 통증의 만성화(또는 급성화), 시간에 따른 통증의 발전과 변화, 통증의 유형, 환자의 질환 배경에 따라 복통의 요인은 각기 다르다. 이 중 복통 진단에 가장 중요한 역할을 하는 정보는 역시 통증의 부위다. 통증은 이동할 수 있으므로 처음 통증이 느껴졌을 때의 부위와 지금 느끼고 있는 통증의 부위가 다른지 알아보아야 한다.

그다음은 통증의 시간적 특성 및 유형이다. 복통은 한두 시간 안에 멎는 경우가 있는가 하면 몇 주일, 몇 달, 몇 년 동안 계속 진행되는 경우도 있다. 또한 통증이 일어나는 시간 간격도 규칙적으로 반복되는 경우가 있고 무질서하게 갑자기 일어나는 경우가 있다. 통증의 요인과 성질에 따라 통증이 일어나는 시간적 특성이 다르므로 이러한 통증의 특성은 질환을 진단하는 데 중요한 단서가 된다. 예를 들자면, 위나 장에서의 통증은 리드미컬하게 규칙적으로 일어났다 없어졌다 하는가 하면, 발작적으로 무질서하게 일어나기도 하고 지속적으로 심해지는 진통도 있다. 췌장염의 경우 간혹 유발된 통증이 자연히 가라앉을 수도 있지만, 심한 경우 지속적으로 발전하여 진통제를 복용해야 할 정도로 악화될 수 있다. 또한 식사와의 관계도 중요하다. 한 예로, 식사 전후로 유발하는 통증은 소화성 염증이나 궤양으로 진단될 확률이 높다.

__통증 위치에 따라 요인 장기와 질환 진단

복통 진단에서 가장 중요한 역할을 하는 정보는 통증의 부위다. 통증의 부위와 통증의 원인이 되는 장기와의 관계를 다음과 같이 살펴볼 수 있다.

첫째, 흉골 아래 부분에서 통증이 일어나며 때로 목, 턱 또는 등 쪽으로 확산되기도 하는 통증은 대부분 식도에서 비롯되었을 가능성이 높다. 우리 주위에서 흔히 보는 위 식도 역류증 등이 이에 해당된다. 그러나 심장에서 발생하는 협심증과 심근 경색증의 통증 또한 이 부위에서 느낄 수 있으므로 조심해야 한다. 환자의 연령, 병력, 증세의 특징을 잘 고려하여 심장 질환의 진단이 필요한 경우 즉각적인 조치가 이루어져야 할 것이다.

둘째, 상복부와 좌상복부에서 느껴지는 통증은 위에서 비롯되는 경우가 많으며, 상복부와 우상복부에서 느껴지는 통증은 십이지장이나 담도계에서 비롯되는 경우가 많다.

셋째, 배꼽 주위에서 일어나는 통증은 소장, 하복부의 통증은 대장을 고려해 볼 수 있다. 특히 하복부 통증의 경우, 왼쪽과 오른쪽은 물론 남성과 여성에 따라 그 원인이 되는 장기가 다를 수 있다. 특히 방광염, 신장염, 신장 결석과 골반 내 염증 질환, 탈장 및 자궁 외 임신 등을 고려해 볼 수 있다.

넷째, 상복부와 등 쪽에서 느껴지는 통증은 위, 십이지장, 췌장을 의심해 볼 수 있으며 우상복부와 오른쪽 어깨 밑 부분에서 느껴지는 통증은 간, 담낭 및 담도 등을 고려해 볼 수 있다.

복통은 더러 통증의 원인이 되는 장기에서 떨어진 다른 부위에서도 느껴질 수 있다. 이를 다른 곳으로 이동된 연관 통증referred pain이라 한다. 한 예로, 담석으로 인한 통증은 가슴과 오른쪽 어깨 부분으로 확산 이동될 수 있다. 또한 췌장에서 비롯되는 통증은 두 어깻죽지 가운데 등 쪽에서 느껴질 수 있다. 폐렴이나 심근 경색에서 오는 통증이 때로는 복부에서 느껴질 수 있다는 점에도 주의해야 한다.

__수술실로 가야 하나?

복통을 호소해 오는 환자를 볼 때 가장 시급한 일은 당장 수술을 요하는 질환인지, 아니면 내과적 치료를 하면서 지켜봐도 되는 질환인지 판단하는 것이다. 한 예로, 2~3일간 지속적으로 우하복부의 통증을 느낀 환자가 있다고 하자. 이런 경우 간단히 증세만 들어 보고 맹장염으로 간주하고 수술한다면 어떻게 될까? 물론 요즈음과 같이 의술이 발달한 때에 초음파, CT 촬영으로 확인하지 않고 환자를 수술실로 인도하는 의사는 없을 것이다. 그러나 이러한 정밀 검사를 한 다음에도 정확한 진단이 이루어지지 않아 문제가 되는 경우가 있다. 그러므로 복통을 진단할 때에는 보다 신중한 의사의 태도가 요망된다.

위에서 말한 우하복부에는 맹장 외에, 나팔관·요로(신장, 요관, 방광, 요도) 등 복잡한 기관이 있을 뿐만 아니라 우측 대장(상행 결장)도 자리 잡고 있다. 또한 상복부의 각종 염증성 질환이 우하복부에 영향을 줄 수도 있고, 게실염, 나팔관염과 같은 우하복부의 질환이 위로 파급될 가능성도 많다. 이러한 염증 질환은 대부분 항생제로 치료할 수 있으므로, 불필요한 수술은 환자에게 커다란 악영향을 미칠 수 있다.

__언제 응급실로 가야 하나?

배가 아프다고 무조건 병원에 갈 필요는 없지만 환자 입장에서 볼 때 언제 어떠할 때 의사에게 도움을 요청해야 하는지 꼭 알아두어야 한다. 아래와 같은 증세가 생기면 병원에 가기를 권한다.

1 통증이 빠른 시간 안에 심해지거나 같은 통증이 자주 계속해서 일어날 때.
2 통증 때문에 식사를 할 수 없을 때.
3 심한 어지럼증, 호흡 곤란, 구토, 출혈 또는 발열 현상이 동반될 때.
  출혈 현상은 토혈, 하혈, 멜레나*melena*(흑갈색의 타르와 같은 변으로 일반적으로, 상부 위장관 출혈을 나타내는 검은색의 변)로 나타날 수 있다.
4 통증이 가슴, 목 및 어깨 쪽으로 확산될 때.

환자의 병력에 따라 증세는 다르게 나타날 수 있다. 모든 질환의 진료 과정에서도 그렇듯이, 복통의 원인을 진단하는 데 빼놓을 수 없는 것은 환자와 의사 사이의 정확한 정보 교환이다. 환자는 의사에게 자신의 증세에 대한 정보들을 최대한 정확하게 제공하고 의료진은 환자들의 호소를 가능한 한 많이 수집하여 체계를 세워서 분석한 다음 신중하게 진단을 내려야 한다.

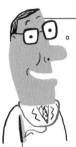
■ 현명한 환자의 세 가지 자세

내 병은 내가 안다?

신문, 잡지, 라디오, TV, 그리고 인터넷 등에서 수집한 건강 상식과 치료 방법 등을 누비이불 만들듯 이리저리 꿰어 맞추어 이미 자신의 증상에 대해 진단을 내리고 처방까지 정해 놓고 병원을 찾아오는 사람들도 있다. 물론 자신의 증세를 심각하게 생각해 보고 어떠한 질환일지 연구하는 것은 당연하며 충분히 이해가 간다. 의사를 찾기 전에 어느 정도는 자신이 생각해 보아야 할 일이며 의사 입장에서도 환자에게 권하고 싶은 점이다. 그러나 정도가 지나쳐 본의 아니게 〈내 병은 내가 안다〉는 식의 고정 관념을 가지고 의사와 힘겨루기(?)를 한다면 의사에게 큰 도움을 받기 어려울 것이다.

문제는 자가 진단뿐만이 아니다. 환자 자신은 제산제나 위산 분비 억제제를 복용하면 나을 단순한 증상이라고 거의 확신하고 있는데, 의사가 위 내시경 검사를 하자고 하면 의사를 미덥지 않게 보는 경우가 많다. 반대로 열이 나고 춥고 오한이 나는 자신에게 의사가 항생제 주사 한 방 놔주면 만사 오케이일 것 같은데, 물만 많이 마시라고 하고는 기껏 해열제 한두 알 주며 이틀 후에 보자고 하면, 환자 입장에서는 의사가 소극적으로 보이고 신임이 가지 않을 수 있다. 즉, 자신의 자가 처방이 의사의 진단이나 처방과 일치하면 별문제가 없지만, 문제는 일치하지 않는 경우다. 어떤 환자들은 오랫동안 갖고 있던 증상을 의사에게 말하기는 하지만, 의사가 권하는 검사들에 대해서는 심각하게 생각하지 않는다. 반면 피 검사와 소변 검사, 그리고 어디선가 들은 검사의 종류를 대면서 거꾸로 의사에게 요청하기도 있다. 어떤 사람이 나와 같은 증세를 가졌는데 어떤 검사를 했고 어떤 약을 먹었는데 좋아졌다면서, 나도 그 검사를 하고 싶고 그 약을 먹었으면 한다는 식의 잘못된 자가 진단과 처방을 하는 것이다. 누가 그러는데 어디에는 뭐가 좋고 무슨 약이 특효라는 식의 민간요법이나 혼자서 자기 증세에 대한 진단을 내리고 처방을 쓰는 것 또한 위험한 일이 아닐 수 없다. 또 약 처방을 원한다면서 자기가 이미 결정한 위장약, 설사약, 당뇨약, 간 치료제 등을 처방해 달라고 할 때도 있다. 이런 경우 의사는 얼마나 황당하겠는가? 어떻게 환자의 불편함과 아픔을 없애 주고 치료해 줄 수 있을 것인가? 자기 몸에 일어난 증상에 대해 섣부르게 진단하거나 처방하는 일은 절대 금물이다. 그보다는 아무리 사소한 증세라도 병원에 찾아온 이상 소홀히 여기지 말고 의사와 솔직한 대화를 하는 것이 우선이다.

첫째, 적극적인 자세

〈어디가 어떻게 불편해서 오셨습니까?〉라는 의사의 질문에 환자들이 대답하는 태도는 여러 가지다. 자신의 증세를 꼼꼼히 메모해 와서 설명하는 사람이 있는가 하면, 그야말로 적당히 한두 마디 대답하며 〈의사인 당신이 알아서 해주쇼〉 하는 환자들도 있다.

많은 사람들이 말하기를, 의사와 이야기하기가 무척 어렵다고 한다. 물론 이것은 의료 제도상의 문제이거나 환자와 충실히 대화하기를 꺼려하는 의사의 개인적인 성향과도 연관이 있을 것이다. 그러나 환자와 의사 사이에 충분한 의사소통이 이루어지지 않는 주된 원인은 환자 자신에게도 있지 않을까 생각한다. 즉, 환자가 의사와 적극적으로 이야기하지 않으려 하는 것이다.

의사가 어련히 해주지 않을까, 뭘 그런 것까지 일일이 설명해야 하나, 아니면 의사도 무척 바쁜 것 같은데 괜히 귀찮게 하는 것 같아서 등의 이유로 많은 사람들은 의사와의 대화를 피한다. 환자가 어디가 어떻게 불편한지 진지하게 설명해 주지 않는다면 제아무리 명의라 하더라도 도와줄 수 없다.

한 가지 예를 들어 보자. 오랫동안 내과 담당의에게 진찰을 받은 당뇨 환자가 최근 가슴 부위가 아파 심장 전문의를 찾아가게 되었다. 의사는 무슨 약을 복용하는지, 지난달 담당의의 검진 결과는 어떠했는지 물었지만, 환자는 의사가 필요로 하는 상세한 대답을 해주지 못했다. 가슴이 어떻게 아프냐는 질문에는 그저 〈가끔 빡빡한 느낌이 드는데, 생활하는 데는 큰 지장이 없지만 그래도 조금 불편하다〉라는 말뿐이었다. 자신이 복용하는 약이 무엇이며 당뇨 조절이 어떤지도 잘 모르고, 의사가 알아서 해주겠지 하는 수동적인 자세는 병을 고치는 데 커다란 장애가 된다. 우리가 자신의 병력과 증상에 대해 의사에게 정확하게 알려 주지 않으면 의사는 제대로 진찰할 수 없는 것이다. 이런 상황에서는 전문의의 세심한 질문과 진찰이 필요한데, 의사의 개인적인 진료 방침과 스타일에 따라 환자의 문제를 정확히 파악할 수 없는 경우도 더러 생기게 된다. 그렇게 되면 사람들은 반대로 의사를 불신하고 병원에 부정적인 생각을 가지게 된다.

진단이 내려져 치료에 임할 때도 환자는 적극적인 자세를 가져야 한다. 의사가 추천하는 치료 방법도 확실히 이해해야 하는데, 때에 따라서는 치료의 선택이 여러 가지일 경우가 있다. 의사의 처방에 의문이 있으면 주저하지 말고 물어보아야 한다. 필요하다면 다른 의사와의 재상담을 요구할 수도 있다. 물론 환자의 입장에서 의사를 앞에 두고 다른 의사를 만나 보고 재상담을 받겠다는 말은 하기 어렵다. 혹시 의사를 불쾌하게 만들지 않을까, 아니면 의사에게 미움을 받지 않을까 두려울 수도 있다. 하지만 의사들은 그렇지 않다. 다른 의사의 생각과 처방이 환자에게 더 큰 도움을 줄 수 있다면 다행으로 생각해야 한다. 자신이 진단하지 못한 문제를 다른 의사가 해결해 줄 수 있다면 감사한 일이 아닐 수 없다. 의사에게만 전적으로 복종하고 의지하려는 수동적인 자세를 취하지 말고 자신의 건강을 위해서 좀 더 적극적으로 의사에게 다가가야 한다. 이것은 환자의 책임이다. 다시 말해 병은 의사가 치료한다는 말보다는, 환자 자신이 치료하도록 의사가 돕는다는 말이 더 정확하다고 볼 수 있다.

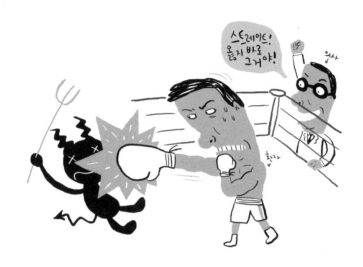

둘째, 여유 있는 자세

진료받을 때 또 한 가지 중요한 사실은 시간적인 여유를 가져야 한다는 것이다. 우리나라 사람들만큼 빨리빨리 일을 잘하는 민족도 없을 것이다. 무슨 일이든 그야말로 빨리빨리다. 진료도 예외는 아니다. 병원 예약을 하고 3개월을 기다려 진료를 받으러 오는 사람이 있는가 하면, 하루이틀을 못 기다리는 사람도 많다. 그런 환자들은 이미 서너 달 동안 불편했던 몸을 검사하기 위해 병원으로 진료 예약 전화를 한다. 〈오늘은 의사를 만나 볼 수 없다고요? 내일은 안 되나요? 가장 빠른 시간으로 일정을 잡고 싶은데…….〉 심지어는 병원 대기실에 앉아 기다리면서까지 〈얼마나 더 기다려야 하나요? 10분 후에 누구하고 약속이 있는데……〉 하는 경우도 있다. 물론 상황이 반 응급 상태라면 충분히 이해가 가지만 말이다. 그야말로 성급하기 짝이 없다. 옛말에 〈급하게 먹는 밥은 체하는 법이다〉라고 했다. 무슨 일이든지 급하게 처리하면 뒷일을 그르칠 수 있다는 이야기다.

병원을 찾는 것은 자신의 건강을 위해서다. 건강 진료는 자신과 의료진의 만남으로 시작된다는 것을 깨달아야 한다. 이러한 만남은 소중한 것이며, 이를 위해서는 마음의 준비가 필요하다. 우선 의사를 만나기 전 시간적 여유를 가지고 어디가 어떻게 얼마만큼 불편한지, 자신의 증세에 대한 여러 질문들을 미리 생각해 두는 것이 좋다. 그리고 현재 복용하고 있는 약 이름을 메모하고 의료진을 대한다면 좀 더 자신을 사랑하는, 아니 자신의 건강을 위하는 태도가 되지 않을까? 단순히 기계적으로 대충 피 검사, 소변 검사 하고 시간에 쫓겨 병원 문을 나서는 모습은 올바른 태도가 아니다. 누구 말대로 건강이야말로 자신의 전 재산이라고도 할 수 있는데 말이다.

셋째, 협력하는 자세

사람들은 환자와 의사의 관계를 자식과 아버지의 관계와 비슷하다고도 말한다. 어떻게 보면 일리 있는 말이다. 병원 침대에 누워 있는 환자를 내려다보는 의사는 아버지의 입장이요, 불안한 상태에서 도움을 요청하며 누운 환자가 의사를 올려다보는 눈길은 자식의 그것에 비교할 수 있겠다. 하지만 이러한 상황에서는 환자와 의사의 관계가 일방적이기 쉽다. 즉, 의사가 처방하고 지시하는 대로 환자는 별생각 없이 따라가기 쉬운 것이다. 육체적으로 약해져 있는 환자 입장에서는 자신의 건강을 책임지는 의사의 말에 깊은 생각 없이 순종하게 된다. 그러나 환자와 의사는 편도의 일방적인 관계가 아니라, 양쪽의 동의를 요하는 쌍무적인 관계가 되어야 한다. 모든 인간관계가 그렇듯이 일방통행이 아니라 쌍방 통행 해야 한다는 말이다. 환자는 의사의 말에 무조건 맹종하지 말고 상호적인 관계를 맺어야 한다. 다시 말해 충분한 이해관계가 성립되고 치료에 대해 수락한다면, 환자는 의사가 추천하는 여러 치료 요법이나 규정을 따라야 한다. 의사의 처방에 철저히 협력하며 따라 주는 것은 환자의 임무이기도 하다.
성공적인 임상의 비결 중 하나는, 자신의 건강을 도모하기 위해 노력하고 의료진에게 협조하는 환자를 만드는 것이다. 그러나 임상의 현실이 그리 쉽지만은 않다. 심각한 고혈압이나 당뇨가 있는데도 아무 증상 없다고 약 복용을 거부하거나, 심지어 혈압과 당을 정기적으로 확인하지도 않는 사람들을 어떻게 하나? 〈비즈니스 때문〉이라는 명분으로 술과 담배를 줄일 생각이나 노력을 전혀 하지 않으면서 계속 속이 불편하다는 사람들, 간염이 있는데도 검증되지 않은 어떤 버섯과 민간요법이 좋다고 매일 이를 복용하는 사람들……. 어떻게 대처해야 할지 의사에게는 커다란 난관이 아닐 수 없다.

오랫동안 B형 간염 바이러스를 보유하고 있는 이씨는 1년 전부터 바라클루드라는 약을 복용하기 시작했다. 바라클루드는 B형 간염 바이러스의 증식을 억제하는 약으로, 보통 복용 후 3~4개월 정도가 지나면 효력이 나타나기 시작한다. 간기능 검사인 ALT 수치가 230이던 것이 약을 복용한 뒤 서서히 60 아래로 줄어들었고, 9개월 후에는 DNA 수치도 많이 떨어지게 되었다. 그러던 이씨가 갑자기 피곤이 심하다고 병원을 찾은 것은 바라클루드를 복용하기 시작한 지 1년 후의 일이었다. 검사를 해보니 ALT 수치가 600으로 올랐고, 약간의 황달까지 보였다. 바이러스 DNA 측정 결과는 별로 변함이 없었다. 바라클루드 외에는 아무 약도 복용하지 않는다는 이씨는 다시 활동성 간염 증세를 나타냈던 것이다. 바라클루드에 대한 내성 문제, 새로운 간염 바이러스 감염 등 여러 가지를 고려하였으나, 답이 쉽게 나오지 않았다. 아무래도 이상하다고 여겨져 이씨를 다시 불러 물어보았다.

〈다시 한 번 묻겠습니다. 지난 3~4개월 동안 다른 병원이나 약국에 가신 적 없습니까? 주사를 맞거나 약을 지어 먹거나, 아니면 간에 좋은 음식이라고 해서 새로 먹기 시작한 것은 없습니까? 아무 부담 느끼지 말고 말씀해 주세요. 정말 중요합니다. 제가 꼭 알아야 합니다.〉 애원하다시피 했다. 이씨는 좀 주저하더니 말하기 시작했다.

〈제 생각엔 별문제 될 것 같지 않아서 말씀을 안 드렸습니다만……2개월 전부터 다른 병원에 가서 주사를 맞고 알약 세 가지를 매일 복용해 왔습니다. 간염 치료는 그렇게 몇 달만 받으면 낫는다고 해서…… 친구 한 사람이 너무 좋아졌다고 해서요. 그런데 왠지 기분이 이상하고 몸도 가렵기 시작해서 그곳엔 더 이상 안 가게 됐습니다.〉

나중에 알고 보니 이씨가 찾아갔다는 곳은 병원이 아니었고, 그에게 주사를 주고 약을 처방해 준 사람도 정식 의사가 아니었다.

참으로 실망하지 않을 수 없었다. 우선 필자의 병원에서 꾸준히 진료를 받아 오던 인텔리인 이씨가 잘못된 의료 정보에 현혹된 것이 믿기 어려웠다. 여기에는 의사인 내 책임도 있을 것이었다. 〈내가 이씨에게 충분한 설명과 진료를 못 해 주어서 그가 잘못된 길로 가지 않았을까〉 하는 나름의 자책도 해보았다. 아무튼 환자와 의사의 관계는 상호적인 쌍방향의 관계가 이루어져야 하며, 한번 이러한 관계가 성립되면 환자는 의사의 치료에 전적으로 협력해야만 최대의 치료 효과를 기대할 수 있다. 물론 환자가 올바르게 순응할 수 있도록 의사가 뒷받침하는 일 또한 중요하다.

체크 포인트

의사를 만날 때 확인해야 할 사항

1 자신의 과거 병력 기록을 지참할 것.
2 복용하는 약의 이름과 용량을 알아 둘 것.
3 자신의 증상에 대해 생각해 볼 것.
4 의사를 만날 때는 시간적 여유를 가질 것.
5 3분 진료 받기를 거부할 것.

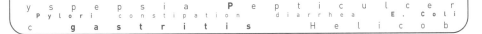

변에 피가 비친다

〈어제부터 대변 색깔이 많이 까맣게 변했습니다. 이제는 좀 어지럽기까지 하고요.〉

밤늦게 전화 자동 응답 서비스를 통해 걸려온 전화의 내용이다. 전화한 분의 병력을 들여다보니, 12년 전에 심장의 관상 혈관이 막혀 관동맥 확장술을 받았고, 5년 전에 뇌졸중이 있어 오른쪽 부위가 아직 불편한 70세 남자분으로, 혈압약 외에 피를 묽게 하는 아스피린과 플라빅스라는 약을 복용하고 있는 환자였다. 간단한 질문을 주고받은 뒤 병원의 응급실에서 만나기로 했다. 혈색이 좀 창백해 보이는 환자의 혈압은 100/60으로 보통 때보다 낮았고 맥박은 100으로 상승해 있었다. 아나 다를까, 항문에 손가락을 넣어 변을 채취해 검사해 보니 새까만 변으로 잠혈 반응은 금방 양성으로 변하였다. 한 달 전 정상이었던 헤모글로빈 수치는 8.0으로 떨어져 있었다.

__멜레나

이 환자는 위장의 궤양 출혈로 대변이 까맣게 변해 버린 멜레나를 배설한 것이다. 식도, 위, 십이지장같이 소화기 부위의 윗부분에서 출혈이 있으면 대변의 색깔이 흑색 타르 모양으로 변하게 마련이다. 위, 식도 외에도 소장의 끝부분이나 대장 첫 부분의 출혈 또한 흑색 변의 원인이 될 수 있다. 물론 변 색깔이 까맣다고 다 출혈이 있는 것은 아니다. 흔히 복용하는 철분제와 소화제로 많이 쓰이는 비스무트 등의 복용은 물론 여러 음식물들이 변의 색깔을 거무스레하게 변화시킬 수 있다는 것도 알아야 한다. 위의 환자같이 변의 색깔이 숯처럼 새까맣게 변해 버리고 혈압이 떨어질 정도라면 심상치 않은 출혈 현상이라고 생각할 수 있다. 대변에 대량의 혈액이 혼입되면 변 색깔이 흑색으로 변해 육안으로도 쉽게 관찰할 수 있지만, 극미량의 혈액이 있을 경우에는 화학적 검사를 해야만 알 수 있다. 즉, 변의 색깔이 극히 정상으로 보여도 잠혈 반응은 양성일 수 있다. 잠혈 반응 검사는 대변 속에 미량의 혈액이 존재하는 것을 증명할 수 있으므로 내장 출혈 진단의 민감도를 높여 준다. 많은 경우 장 출혈은 아무 증세가 없으므로 40세 이상부터는 신체검사의 일부로 수지 항문 검사와 더불어 시행할 수 있다.

__장 출혈의 여러 요인들

혈변의 색깔이 붉은 갈색이거나 적색일 경우에는 대부분 하혈이거나 항문 출혈로, 출혈 장소는 항문과 직장 부분이거나 대장 하부와 직장 부위라고 할 수 있다. 물론 출혈이 심하면 대장 상부에서의 출혈 현상도 적색으로 나타나는 경우가 있다. 대부분의 하혈은 치질로서 휴지에 선홍색의 피가 비치지만 직장암이나 다른 심각한 병변일 수 있으므로 내시경 검사가 필요할 수도 있다. 이외에도 복통이 동반될 수 있는 궤양성 대장염, 크론병 세균성 이질 등을 대장 출혈의 요인들로 생각해 볼 수 있다. 심한 대장 출혈 현상의 요인은 게실과 혈관 이형을 들 수 있다. 게실 출혈과 혈관 이형 출혈은 전혀 통증이 없는 것이 특징이다. 게실은 대장 어느 부분에서나 발견될 수 있지만 연령이 늘어남에 따라 대부분 왼쪽의 하행 결장과 S선 결장에서 많이 발견된다. 그러나 한국인의 경우 젊은 사람들도 게실이 자주 발견되는데, 대부분 대장 상부의 상행 결장인 경우가 많다. 동양인의 경우 대장의 오른쪽 부위인 상행 결장에 위치한 게실 출혈은 때로 매우 심각할 수 있다.

__실혈성 빈혈

골수에서 적혈구의 공급은 원만하지만 위에서 본 위장 출혈로 인해 생기는 빈혈을 실혈성 빈혈이라고 한다. 빈혈은 우리 주변에서 흔히 볼 수 있는 질환임에도 불구하고 많은 경우 간과해 증세가 심해진 다음에야 뒤늦게 발견하는 경우가 많다. 빈혈은 혈색소가 12g/dl(남자의 경우 13g/dl) 이하일 때 생긴다. 대부분 9g/dl 이하가 되면 뇌를 비롯한 여러 기관에 산소 공급이 원활하지 못해 증상이 나타나기 시작한다. 그러므로 약간의 증상이 있어도 별로 느끼지 못하고 지나칠 때가 많다. 주요 증상으로는 두통, 현기증, 쇠약감 등으로 쉽게 피로를 느끼며 가벼운 운동에도 숨이 가빠질 수 있다. 위장 출혈일 경우 배변 검진을 통해 쉽게 진단을 내릴 수 있다.

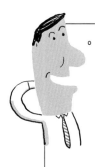
■ 빈혈 아닌 빈혈

어느 날 몸이 쉬 피곤해진다면서 60대 남자 분이 병원을 찾아오셨다. 세탁소를 경영하는 K씨는 예전엔 하루에 12시간을 일해도 아무렇지 않았는데 요새는 8시간을 버티기 어렵다고 했다. 지난 반년 동안 두 곳의 병원을 찾아가 이런저런 검사를 받아 보았는데 별 이상이 나타나지 않았다는 말이었다. 이제까지 어떤 검사를 받아 보았느냐는 질문에 〈혈액 검사로 할 수 있는 검사는 다 했다〉라고만 말할 뿐 아무런 검사 결과도 가지고 오지 않았다. 검사 결과는 극히 정상이었는데 〈요사이 왜 이리 피곤한지 모르겠다〉는 불평이었다. 일단 과거 검진 기록을 살펴보기 위해 환자로 하여금 다른 병원에 검사 기록을 요청하도록 했다.

검진 기록을 본 결과 K씨는 과거 4개월 동안 두 번의 종합 혈액 검사를 받았다. 당뇨, 콜레스테롤, 간 기능, 갑상선, 전립선 및 모든 화학 검사, 소변 검사, 빈혈 검사는 K씨 말대로 정상이었다. 그런데 한 가지 의심쩍은 점이 발견되었다. 헤모글로빈(혈색소) 수치를 자세히 살펴보니, 2월에는 13.9였는데 5월에는 13.3으로 약간 떨어져 있었던 것이다. 물론 0.6밖에 차이가 나지 않았지만, 일단 의심하게 되었다(남자 성인의 정상 헤모글로빈 수치는 13.2에서 16.8까지다. 이렇게 정상 범위가 넓기 때문에 정상도 정상 나름일 수 있다). 또 다른 병원에서 받은 K씨의 3년 전 혈액 검사를 추적해 본 결과 그 당시 헤모글로빈 수치는 15.6이었다. 다시 말해, 지난 3년 동안의 K씨의 혈색소 수치는 15.6, 13.9, 그리고 13.3으로 모두 정상 범위 안에 있었지만, 2.30이 떨어진 셈이었다. 이것은 K씨 혈액량의 14.7퍼센트가 줄어든 것으로, 그리 적은 양이 아니며 K씨의 피곤함을 충분히 설명할 만한 이유 또한 되는 것이었다. 혈색소 검사를 다시 해보니 12.4로 더 떨어져 있었고, 수지 항문 검사 결과 잠혈변이 발견되었다. 그리고 내시경 검사와 정밀 검진을 통해 대장 첫 부분에서 악성 궤양성 종양이 발견되었다. K씨의 빈혈은 이 궤양성 종양에서 조금씩 출혈이 있어서 일어난 것이었다. 다행히 대장암 1기로 진단되어 대장 부분 절제 수술로 건강을 되찾았다.

K씨의 사례를 통해 우리는 몇 가지 중요한 점을 발견하게 된다.
첫째, 새로운 병원과 의사를 찾아갈 때에는 과거 진료 기록을 지참해야 한다. 환자가 의사를 바꾸는 것은 충분히 이해할 수 있다. 한 곳의 병원에서 문제점을 찾아주지 못할 경우에는, 다른 곳에 가서 재검진을 받고 싶은 마음이 드는 것은 당연하다. 그러나 병원을 바꾸어 다른 의사를 찾아갈 경우에는, 과거에 받은 검사 결과 자료를 가지고 가는 것이 중요하다. 이것은 환자가 이전 병원에 자신의 진료 기록부를 요구하면 간단하다. 환자에게 진료 기록부 발급을 요청받았을 경우, 병원은 이에 응하도록 되어 있다. 그러나 과거 진료 기록을 받아 오라고 하면 흔히 환자들은 이렇게 말한다. 〈옛날 것은 그만두고, 다시 해주세요.〉 그곳(이전 병원)에 가기 싫거나, 의사에게 불필요한 오해의 여지를 남기고 싶지 않다는 이유 때문이기도 하겠지만, 많은 경우 〈진료 기록부를 달라면 줍니까?〉 하고 물어 오시는 분 또한 적지 않다. 이것은 환자의 권리 의식이 뚜렷하지 않기 때문이라고도 볼 수 있다. 아무튼, 자신의 과거 진료 기록은 새로운 병원으로 갈 때, 필수임을 명심해야 한다.

정상도 정상 나름

둘째, 정상도 정상 나름이다. 세 번에 걸쳐 실행된 K씨의 혈색소 검사는 모두 정상 범위에 있었지만, 혈색소의 농도가 차차 줄어들고 있었던 것이다. A, B, C의 의사에게 각자 정상이라는 검사 결과를 받았다 하더라도 결과 수치의 흐름이 어떠했는지를 이해해야만 한다는 것이다. 맨 마지막 검사에서 발견된

12.4는 많은 사람들에게 피곤함이나 어지러움증 같은 증세를 가져다주지 않는 경우가 많다. 다행히도 K씨는 피곤을 계속 호소해 왔기 때문에 문제가 비교적 쉽게 풀린 셈이나, 증세가 뒤늦게 나타나 적절한 치료 시기를 놓치는 경우가 허다하다.

비슷한 사례는 혈색소 외에도 다른 여러 검사에서 찾아볼 수 있다. 누구나 흔히 받는 신장 기능 검사로 BUN과 크레아티닌이 있다. 크레아티닌이란 체내에서 생성되는 대사 산물 중의 한 가지로, 신장 기능을 측정하는 지표다. 크레아티닌은 통상 생성량이 일정하며 신장으로의 배설 과정이 비교적 단순하여 신장 기능의 지표로서 쓰인다. 크레아티닌 생산은 비교적 사람마다 일정하고 근육 조직과 연관되어 있다. 혈중 크레아티닌 농도는 남자는 0.8~1.4mg/dL, 여자는 0.6~1.2mg/dL이다. 여기서도 정상 범위를 참작하여야 한다. 즉, 여자의 경우, 작년에 0.7이었던 환자가 오늘 1.2일 경우 거의 정상이라고 방치해 둔다면, 더러 위험할 수 있다는 말이다. 이런 경우, 재검사를 통해 확인하고, 필요에 따라 정밀 검진이 필요하다.

또 하나의 예로는, 전립선암 지표로 쓰이는 PSA(Prostate Specific Antigen/전립선 특이 항원) 검사가 있다. 전립선암은 미국이나 유럽에서 가장 빈도가 높은 암이며, 한국에서도 심각한 발병 상승 추세를 보인다. 전립선에서 생성되는 이 항원은 전립선암이 자라거나 전립선에 다른 병이 있을 때 그 수치가 증가하게 된다. 종양이 없는 환자에서도 PSA 수치가 증가하고 전립선암 환자에서도 낮은 PSA 수치가 나타나는 경우가 있어 검사의 불확실성 또한 유의하여야만 한다. 정상 혈중 PSA 수치는 0~4.0ng/ml이며, 연령이 많아짐에 따라 수치가 상승된다. 즉, 수치가 4.0 이하라고 암이 없고, 4.0 이상이라고 암이 있다는 말이 절대 아니라는 얘기다. 직장 수지 검사 등 필요에 따라 비뇨기과 전문의에 의한 다른 검사와 병행되어야 하는 이 항원 검사에서 얻어진 수치는 중요한 참고 수치로 보아야 한다. 그런데 여기서도 흐름을 보아야 한다는 것이다. 예컨대, 50세 된 남성이 1년 전 검사에서는 수치가 1.0이고 현재는 3.5라면 둘 다 정상으로 별다른 이상이 없으면 그냥 지나쳐도 되는 것일까? 물론 그렇지 않다. 1년 사이에 항원의 수치가 0.75 이상 증가했다면, 이것은 때에 따라 하나의 적신호가 될 수 있다. 이런 경우에는, 재검사는 물론 필요에 따라 추적 검사, 정밀 검사가 요망된다.

진료는 흐름을 보는 것

진료란 마치 하나의 모션을 이해하는 것과 같다. 사진 한 장 한 장을 따로 보아서는 그 모션 자체를 이해할 수 없지만, 여러 사진을 순서대로 나열해 놓고 보면 그 모션을 이해할 수 있는 것처럼, 정확한 진료 또한 흐름과 과정을 제대로 파악하는 데 있다고 할 수 있다. 물론 사진 한 장만 보고도 즉시 어떠한 모션인지 알아내는 경우도 있을 만큼, 환자의 증세와 검사 결과가 명확할 때가 있긴 하지만 이런 경우는 많지 않다. 즉, 환자가 의사를 찾아갈 때에는 원 스톱에서 이루어지기를 바라지 말아야 한다. 사진 한 장 가지고는 이해 못하듯이 필요에 따라 여러 장 찍고 의사로 하여금 그 모두를 보게 한 다음 판정을 기다리는 인내심 또한 지혜로운 환자가 갖추어야 할 덕목이다.

y s p e p s i a **P** e p t i c u l c e r
Pylori constipation diarrhea **E. Coli**
c **gastritis** Helicob

변비가 심해졌다

많은 환자들이 대장 내시경 검사를 받은 후에 이런 질문들을 해온다. 〈혹시 제 장 속에 숙변은 없었나요?〉, 〈1년에 한두 번씩 정기적으로 장 청소를 받으면 좋지 않을까요?〉 심지어 장세척을 하니까 머리가 가벼워지고 피부도 좋아졌 다는 사람들도 있다. 또한 〈변비가 심해서 관장약을 쓰거나 대장 세척을 하는 데, 안전한 방법입니까?〉라고 묻는 사람들도 꽤 많다. 이런 이야기를 들을 때 마다 숙변과 장세척에 대한 올바른 인식이 필요하다는 것을 절실히 느낀다.

__변비란?

사람들이 관장과 대장 세척을 원하는 이유는 대부분 만성 변비와 관련된 문 제 때문이다. 우선 변비constipation에 대해서 알아보도록 하자. 일반적으 로 건강한 성인의 정상적인 배변 횟수는 1일 3회부터 3일 1회에 이르기까지 다양하다. 배변량은 물론이고 변의 농도와 질도 여러 형태로 나타날 수 있다. 배변 횟수의 감소와 잔변감은 변비의 중요한 증상들이라고 볼 수 있다.

__변비의 여러 요인들

변비에는 여러 원인이 있는데, 크게 기질성 변비와 기능성 변비로 구분된다. 인체에 유기적 질환으로 이상이 있어 변비를 일으키는 것을 기질성 변비라고 한다. 갑상선 저하증 등 여러 생활습관병 외에 대장 자체의 문제로 인한 기질성 변비도 고려해 봐야 한다. 직장암을 포함하여 대장의 다른 부분에서 생길 수 있는 암 질환의 진단은 매우 중요하다. 변비 증상이 심하거나 연령이 높은 등 다른 위험 요인이 있는 사람들은 대장 내시경을 통하여 기질적 변비의 유무 상태를 확인하는 것이 바람직하다.

몸 안에는 별 이상 없어도 대장 자체의 기능이 떨어져 변비가 생기는데, 이를 기능성 변비라고 한다. 기능성 변비는 이완성 변비, 경련성 변비, 직장형 변비로 구분된다. 이완성 변비는 대장 운동이 약해서 변을 항문 쪽으로 밀어내지 못해 생기므로 고령자에게 많이 발견된다. 경련성 변비는 대장의 신경이 긴장해 생기는 것으로, 스트레스와 환경 변화에서 비롯될 수 있으며 가끔 설사와 반복적으로 나타난다. 또한 직장까지는 변이 내려오지만 괄약근의 신경 조직 이상 등으로 변비가 생기는 것을 직장형 변비라고 한다.

__그릇된 식사 습관과 스트레스

변비의 대부분은 기능성 변비에 속한다. 이러한 기능성 변비의 대다수는 그릇된 생활 습관, 식습관에 의한 것이기 때문에 생활양식의 개선이 필요하다. 변비를 예방하는 가장 좋은 방법이자 치료 대책으로는 섬유질이 많이 함유된 조화로운 식사, 적당한 운동과 충분한 수면을 손꼽는다. 변비가 오래 지속되면 섬유질이 많이 함유된 식사 외에도 필요에 따라 섬유질 보충 약을 규칙적으로 복용한다. 명심해야 할 것은 이러한 섬유질을 가외로 먹을 때는 반드시 충분한 수분을 섭취해야 한다는 것이다. 수분과 섬유의 농도가 잘 맞는 경우는 대장의 운동성과 변의 유통이 쉬울 수 있지만, 수분이 모자랄 경우에는 오히려 변비가 심해질 수도 있다. 관장약은 필요한 때를 제외하고는 복용하지 않는 것이 좋다. 특히 시중에서 유행하는 관장약이나 장 청소 등은 습관성을 유발시킬 뿐 아니라, 대장의 건강에 해를 끼쳐 변비를 더 악화시킬 수 있으며 새로운 대장 질환을 유발할 수도 있다.

__좋은 습관으로 하는 장 청소

숙변이라는 말은 대장 안에 변이 오랫동안 지체되어 있다는 뜻으로 해석되지만, 대장 신경이 마비되어 변을 쉬 볼 수 없게 되는 경우를 제외하고는 보통 일반인들에게서 문제가 될 만한 〈숙변〉은 발견되지 않는다. 이외에 대장 안에 많은 게실이 있을 경우, 변이 게실 구멍 안에 들어 있어 오랜 시간 동안 배설되지 않아 부패될 가능성도 있지만, 대부분은 크게 문제 되지 않는다. 그러므로 규칙적인 관장이나 대장 세척은 필요 없으며, 오히려 장 안의 자연환경을 변형시켜 건강에 해로울 수 있다.

언론을 통하여 대장 세척이나 장 청소에 대한 잘못된 정보가 많이 나도는 것을 보는데, 이에 현혹되지 않도록 유의해야 한다. 양질의 섬유질과 충분한 수분을 섭취하는 좋은 식습관과 운동을 통해 규칙적으로 쾌변을 보는 것이야말로 우리 인체에 가장 이롭고 자연적인 장 청소 방법인 것이다.

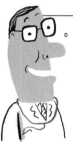

■ 커피 세 잔으로 암을 치료한다?

지나치면 모자람만 못하다.
— 『논어』

좋은 습관이 속을 편하게 한다

얼마 전까지만 해도 노인병이라 불리던 생활습관병 질환이 어린아이들 사이에서도 만연해짐에 따라 이제 생활습관병은 현대병이라 불릴 정도가 되었다. 말 그대로 〈현대인의 병〉인 것이다. 오늘날 사회는 너무나 많은 만성 질환을 앓고 있다. 이러한 생활습관병 발생은 사회, 문화, 경제적 요인에 큰 근거를 두고 있다. 지난 반세기 동안 경제 발전과 산업 구조 변화로 말미암아 생활수준이 크게 향상되었다. 위생 관리 개선과 첨단 의학 기술은 사람들을 감염 질환에서 해방시켜 주었고, 이로 인한 사망률 또한 줄어들게 해주었다. 그러나 반면 이 변화는 만성 질병의 발생률은 증가시킨 것이다. 식생활에서는 육류와 동물성 지방, 당분, 우유 등의 섭취가 증가한 반면 과일과 채소류 등 섬유질의 섭취는 저하되었고, 정신적인 면에서는 바쁜 생활에서 오는 스트레스의 축적 등 생활 환경이 선진 구미형으로 변함에 따라 많은 질환이 생겨나게 되었다.

실제 우리나라의 경우 1960년대에는 사망 원인 1위가 결핵이나 폐렴이었지만, 1990년대 이후에는 미국과 서유럽같이 심장 질환, 동맥 경화, 당뇨, 고혈압, 유방암, 폐암, 대장암, 위암 및 각종 암 질환들이 우위를 차지하게 되었다.

〈생활 습관이 병을 만든다〉라는 말은 우리 귀에 익숙하다. 그만큼 우리의 생활 습관은 생활습관병과 깊은 관련이 있다는 뜻이다. 그러므로 어떻게 생활 습관이 생활습관병을 유발할 수 있는지에 대하여 구체적으로 알아보는 것은 중요한 일이다. 주변 환경에서 찾아볼 수 있는 대표적 습관성 요인들로는 식생활,

커피나 담배, 술과 같은 기호 식품, 스트레스 정도를 꼽을 수 있다.

위장 질환이야말로 한국인들에게는 대표적인 생활습관병으로 오랫동안 진전된 다음에야 증세가 나타나 적절한 치료 시기를 놓치는 경우가 허다하다. 확실한 통계 자료는 존재하지 않지만 여러 위장 질환의 원인을 파헤쳐 보면, 잘못된 생활 습관이 만성 질환 유발에 커다란 영향을 미치며, 이 중에서도 식사 습관이 큰 비중을 차지하고 있다. 특히 일상생활에서 늘 접하는 식품 중 하나인 커피가 위장에 어떠한 영향을 미치는지에 대해서는 많은 사람들이 관심을 가지고 있다. 커피가 위산 분비를 촉진시키며 위산 역류를 일으킨다는 사실은 잘 알려져 있다. 하지만 위산의 양이 많다고 해서 반드시 속 쓰림과 같은 증세가 있는 것은 아니다. 증세를 일으키는 데는 여러 가지 다른 요인들이 있으며, 이것은 개개인에게 달리 적용될 수 있기 때문이다. 커피를 마신 후 속이 불편하다고 해서 반드시 아무 증세가 없는 사람보다 위장이 더 나쁘다고는 할 수 없다. 많이 알려진 바와는 달리, 커피로 인해 소화성 궤양 및 위에서 발견될 수 있는 유기적 질환이 유발된다는 설은 확증된 바가 없다. 커피는 많은 사람들이 염려하는 위의 쇠약함이나 만성 질환을 초래하지는 않는다. 그러나 위염 및 소화성 궤양이 있다는 진단을 받았거나 커피로 인한 증세가 심한 경우에는 일단 커피를 삼가거나 양을 줄여야 한다.

커피와 암의 상관관계

얼마 전 서울을 다녀온 사람에게서 지금 한국에서는 커피를 하루 세 잔 이상 마시는 것이 유행(?)이라는 말을 들었다. 이유인즉슨, 커피가 암 질환을 예방할 수 있다는 말이었다. 이와 더불어 한국의 어느 신문에서 커피가 위암의 발병률을 낮추어 줄 수 있다는 기사를 본 적도 있다. 이러한 정보들이 일반인들에게 어떻게 이해될까 하는 것은 의료인 입장에서 하나의 큰 관심사이기도 하다. 커피와 위암, 그리고 대장암의 관계에 대해서는 많은 연구가 진행되고 있지만, 아직 확실하게 밝혀진 사항은 없다.

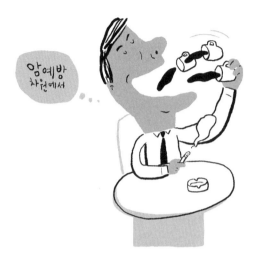

하지만 대부분의 연구 조사 결과에 따르면 커피는 위암 발병에 큰 영향을 미치지 않는 것으로 나와 있다. 싱싱한 과일과 채소 등을 많이 섭취한 사람들에게서 위암 발병률이 낮은 것으로 미루어 볼 때, 과일과 채소류가 위암 발생을 억제해 주는 요인이 될 수 있다는 조사 결과는 대체적으로 인정받고 있는 사실이다.

위암의 경우와는 달리 커피를 하루 세 잔 이상 마셨을 경우 대장암의 발병률이 감소한다는 조사 결과는 여러 연구 기관에서 발표된 바 있으나 이를 확증하는 연구 결과는 아직 발표된 바 없다. 명심해야 할 것은 이러한 연구 조사에는 많은 결함이 있을 수 있다는 것이다. 특히 개개인에게 커피 외에 다른 어떠한 종류의 암 발병 요인이 있는지에 따라 달라질 수 있기 때문이다.

설기가 있거나 변이 퍼져 나온다

〈옛날에는 묵직한 변이 잘 나왔는데 지난 10년 동안 변이 퍼져 나온다〉는 불편함을 호소해 오는 경우를 흔히 본다. 그들은 하나같이 어떻게 하면 이런 설사를 고칠 수 있느냐고 묻는다. 하루에 한두 번씩 정기적으로 보는 대변이 설기가 있거나 퍼져 나온다고 해서 반드시 설사라고는 볼 수 없다. 이 중 대부분은 병리적 원인이 있는 설사가 아니다. 설사가 뭐냐고 물어보면 답은 가지각색이다. 어떤 사람은 하루 대변 횟수가 4~6회 이상이니 설사라 생각하는 반면, 하루에 변을 한 번 보아도 묽은 변을 보면 이것을 설사로 생각하는 경우가 많다. 선진국의 경우, 일반 성인의 1일 대변량은 200그램 정도이며 이 중 70~80퍼센트는 수분이다. 의학적으로는 하루 배변량이 200그램 이상일 경우 설사가 많지만, 200그램 이하의 대변량이라도 묽은 변을 자주 보면 설사라고 말할 수 있다. 그러나 섬유질을 많이 섭취하게 되면 대변량은 늘어나게 마련이므로 단순히 대변량이 많다고 반드시 설사라고 할 수는 없는 일이다. 일반적으로 여성의 경우 대변량이 남성보다 적은 편이다. 음식물 외에도 스트레스, 복용하는 약 및 운동량에 따라 대변량은 달라질 수 있다.

대부분의 경우, 설사*diarrhea*는 급성과 만성으로 분류한다. 1~2주일 안에 멎는 설사는 급성이고, 2~3주일 이상 지속되면 만성 설사로 볼 수 있다. 급성 설사의 주요인은 감염성 질환으로 매년 세계적으로 특히 위생 시설이 떨어진 후진국의 경우 400만 이상의 5세 미만 유아들의 생명을 빼앗아 간다. 이러한 감염 질환은 대부분 오염된 음식물이나 물을 통해서 발생한다. 특히 위생 시설이 떨어진 곳을 여행하는 도중에 발생하는 소위 여행자 설사병도 전형적인 감염 질환으로, 오염된 물이나 음식물을 섭취했을 때 인체에 들어온 박테리아나 바이러스로 인해 설사병이 발생할 수 있다.

__급성 설사

급성 설사*acute diarrhea*와 관련된 주요 증상으로는 구토, 복통, 발열 현상 등을 들 수 있다. 많은 경우 가벼운 복통과 하루 이틀 안에 멎는 설사가 대부분이지만, 감염된 세균이나 바이러스 요인에 따라 어떤 경우에는 심한 구토와 설사로 인해 탈수 현상이 생길 수도 있으며, 복통은 그리 심하지 않더라도 며칠간 지속될 수도 있다. 대부분의 급성 설사 질환은 자기 한정성으로 어느 정도 증세가 지속되다가 자연적으로 멈추게 되므로 집에서 휴식하고 탈수 현상에 대비해 수분을 잘 섭취하면 되지만 때에 따라 지속적인 설사와 혈변이 동반될 경우에는 의사의 검진이 필요하다.

__만성 설사

설사가 3~4주일 이상 지속되면 만성 설사chronic diarrhea로 볼 수 있다. 만성 설사의 대부분은 과민성 대장 증후군이지만, 어떠한 만성 질환이나 컨디션 때문에 발생하는 경우가 많으므로 당뇨병 혹은 만성 궤양성 대장염 같은 특정한 유기 질환의 요인을 살펴보아야 한다. 만성 설사는 그 기전에 따라 삼투성 설사, 분비성 설사, 그리고 염증성 설사로 분류할 수 있다.

삼투성 설사는 섭취된 물질이 흡수되지 못하고 일종의 삼투성 물질로 작용해 장내에 있는 수분을 가둘 뿐 아니라 인체에서 장내로 수분을 빼내 설사를 유도한다. 이렇게 증가한 수분량은 대장의 흡수 용량을 능가하므로 많은 양의 수분이 대변으로 배설된다. 섭취한 지방분이나 탄수화물의 흡수량은 물론 일반인들이 자주 복용하는 마그네슘 같은 변비제를 비롯해 껌에 들어가 있는 자일리톨이나 소르비톨 등 음식물과 약 제품들이 삼투성 설사의 주원인이다. 이러한 물질들의 섭취가 없으면 삼투성 설사는 자연적으로 멎는다.

이와는 대조적으로, 분비성 설사는 대량의 수분이 배설될 뿐 아니라 음식물질의 섭취와 관계가 없다. 분비성 설사의 기전은 흡수 작용이 억제되고 분비 작용이 촉진되어 생기는 것으로, 가장 심한 예로는 콜레라를 들 수 있다. 여행자 설사병의 주요인인 장 독소 생성 대장균Enterotoxigenic E. Coli에서 분비되는 독소도 콜레라와 비슷한 분비성 설사를 일으킬 수 있으며 때에 따라서는 심한 탈수 현상이 벌어질 수 있으므로 정맥 주사로 링거액을 공급받아야 한다. 감염성 질환 외에 호르몬 분비 작용의 장애로 생기는 여러 질환들도 분비성 설사의 주요인이 된다.

염증성 설사*inflammatory diarrhea*에서는 발열 현상, 배 부위의 압통, 혈변 등이 나타날 수 있다. 혈변이 아니더라도 대변에서 적혈구나 백혈구가 발견되거나 장의 조직이 염증화되어 있을 수 있다. 급성적으로는 시겔라 같은 세균성 요인도 있지만, 만성적으로는 크론병과 만성 궤양성 대장염 등을 고려해 볼 수 있다.

__설사병 치료 시 유의해야 할 점

설사병을 치료할 때에는 지사제를 함부로 복용하지 말아야 한다. 특히 세균성 및 바이러스성 설사 질환일 경우, 지사제 복용은 복통을 일으킬 수 있으며 설사병 자체를 지연시킬 수 있다. 급성 설사일 경우 심한 발열 현상, 복통, 혈변, 구토 현상이 없는 한 충분한 수분을 섭취하여 탈수 작용을 막으면 대부분 2~3일 안에 회복되기 마련이다. 그러나 1일 6~8회 이상의 묽은 변을 보아 탈수 현상이 있거나 심지어 소변량이 떨어졌을 때는 병원을 찾아야 한다. 혈변 발열 및 복통이 있을 때에도 병원에 가야 한다.

■ 설사약에도 들어 있는 항생제

우리 일상생활에서 가장 많이 남용되고 오용되는 약이 바로 항생제다. 추운 겨울철이면 감기 환자가 많이 발생하는데, 국립보건원 통계에 따르면 한 해 겨울 동안 사람들은 보통 네 차례의 감기를 앓는다고 한다. 물론 이 중 대부분은 스스로 별 증세를 느끼지 못하고 지나간다.

모든 연령에서 여러 종류의 바이러스에 의해 발생되는 감기는 심각한 증상 없이 지나가는 경우도 있지만, 때로는 코 막힘, 콧물, 재채기, 인후통, 기침, 두통, 근육통과 더불어 고열까지 수반하기도 한다. 이럴 때에는 충분한 휴식과 수분을 섭취해야 하며, 해열제나 소염 진통제 등으로 일단 증세를 완화시켜야 한다. 특히 가족, 학교, 직장 동료 간의 전염을 예방하기 위해 손을 철저히 닦는 등 위생 관리가 필요하다.

감기에 걸리면 항생제를 많이 복용하는데, 이것은 효과가 적을 뿐만 아니라 몸에도 해를 끼칠 수 있다. 대부분의 감기는 가볍게 지나가지만 더러 증세가 며칠 정도 지속될 수도 있다. 그런데 감기 증세가 나타나자마자 반사적으로 약국을 찾아 의사의 처방도 없이 항생제를 복용하는 것은 환자 자신에게 해가 되는 일이다.

물론, 감기가 오래 지속되어 폐렴 및 여러 합병증을 유발할 수 있거나 면역력이 떨어져 이러한 문제가 생길 우려가 높은 환자라면, 의사의 처방에 따라 항생제를 복용해도 좋다. 하지만 대부분

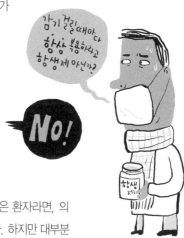

의 경우는 감기에 항생제를 복용할 필요가 없다.

배탈이 났을 때도 항생제를 처방하는 경우가 종종 있다. 뉴욕을 방문 중인 64세 된 김씨는 식당에서 음식을 잘못 먹었는지 배탈이 나 부근에 있는 내과 병원을 찾았다. 하루 전부터 가벼운 복통이 있더니 설사가 나오기 시작했다. 구토 증세와 열은 없었지만 24시간 안에 설사를 일곱 번이나 한 상태였다. 의사에게 진찰을 받고 일종의 〈배탈약〉을 처방받았다. 아침과 저녁 식후에 복용하라면서 알약 세 개짜리 봉지를 열 개 받았다. 후에 알고 보니 거기에는 항생제, 제산제, 지사제가 들어 있었다.

여기서 잘못된 점은 무엇일까? 이 환자의 경우, 일단 의사가 간단한 소화제를 추천하고 쉬 낫지 않으면 재검진을 받으라고 충고해 주었다면 좋았을 것이다. 잘못된 음식을 먹고 일시적으로 생긴 위장 장애에는 항생제를 먹을 필요가 없다. 특히 바이러스나 세균성 질환으로 설사와 복통이 있다면, 위장을 좀 쉬게 해주고 설사로 인한 탈수 현상을 방지하면 2~3일 안에 자연 치유를 기대할 수 있는 가벼운 증세다. 불필요한 항생제와 지사제 복용은 또 다른 증세를 야기할 수도 있다.

아무튼 김씨는 처방받은 약을 먹고 며칠 지나면 나아질 것이고 그것을 항생제의 효과라고 생각할 것이다. 아무 약을 복용하지 않았더라도 2~3일 안에는 회복되었을 증세를 가지고 말이다.

물론, 심한 복통, 혈변, 발열 증상들이 있다면 세심한 진료가 따라야 하며, 경우에 따라서 항생제가 처방될 수도 있다. 그러나 불필요한 지사제와 항생제 복용으로 더욱더 심각한 문제를 일으킬 수 있다는 점을 언제나 기억해야 한다. 특히 세균이나 바이러스성 설사 질환일 경우, 지사제로 인해 나와야 할 배설물이 나오지 못한다면 더 큰 복통을 유발할 수 있다. 불필요한 항생제 복용은 변종 세균을 발현시킬 수 있으며, 차후 항생제가 꼭 필요할 경우 심각한 문제를 초래할 수도 있다.

y s p e p s i a **P** e p t i c u l c e r
Pylori c o n s t i p a t i o n d i a r r h e a **E. Coli**
c **g a s t r i t i s** H e l i c o b

2 위장
질환

예방이 곧 치료, 속부터 다스리자

한평생 살아가면서 무엇보다 속 편한 삶을 사는 것, 이것은 누구나의 바람일 것이다. 여기서 〈속〉은 배 속만을 의미하는 것이 아니다. 우리의 깊숙한 내부, 마음가짐, 생각, 심성, 이 모두를 아우르는 것이다. 직업이 직업이다 보니 평소 속에 관한 생각을 많이 한다. 속 불편한 환자를 맞이하고, 내진하는 곳도 속이며, 내시경으로 들여다보는 기관도 속이다. 이렇게 들여다보이는 속 이외에 각종 검사를 받았는데도 원인 불명의 복통, 설사, 변비 등이 계속된다면 이것이 단순한 배 속의 문제만은 아니구나 하는 생각을 하게 된다. 그럴 때면 환자의 마음, 심정, 정신 상태 등이 어떤지 그들의 생활 습관과 스트레스 등은 어떤지, 함께 고민하며 진단하게 된다.

저명한 의학자 윌리엄 오슬러는 수년에 걸친 임상 경험을 통해 결핵 환자의 마음 상태에 따라 병의 결과가 확연히 달라진다는 사실에 주목했다. 그는 결핵 치료의 성공 유무는 눈에 보이는 몸, 폐의 상태보다 보이지 않는 마

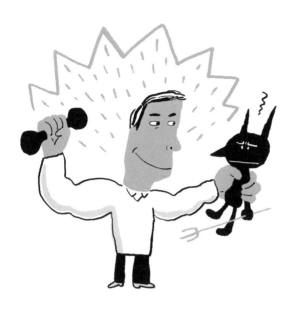

음, 즉 〈속〉에 달려 있다는 결론을 내렸다. 이것은 수십 세기 전, 사람이 어떤 병을 가지고 있는가를 생각하기 전에 어떤 사람이 병에 걸릴 수 있는가를 먼저 생각해야 한다는 히포크라테스의 말과도 일맥상통한다. 뭐 그리 새삼스러운 말들은 아니지만, 기억하자. 어떤 마음 상태를 가지느냐에 따라 질환의 예후는 180도 달라질 수 있다.

현대인들은 대부분 똑같은 바이러스와 세균에 노출되어 있다. 하지만 사람에 따라 발병 확률은 각기 다르다. 설사 발병했다 하더라도 질병의 증상과 그 정도가 각기 다를 수 있다는 것은 누구나 알고 있는 사실이다. 당뇨, 고혈압, 관상 동맥 경화도 마찬가지다. 질환 자체의 경중도 중요하지만 환자에 따라 그 결과가 예측 불허인 경우가 많다. 두 환자가 똑같이 3, 4기의 암 질환 선고를 받았는데, 한 사람은 수년 이상 정상적인 생활을 하는 반면, 다른 사람은 몇 달 안에 사망하는 경우가 그 단적인 예다.

__마음 밭 살피기

여기서 중요한 키포인트! 병의 원인과 진전을 해석할 때는 우리가 쉽게 판단할 수 없는 여러 가변적인 요소들이 존재한다는 사실이다. 이런 요소들은 외부에 대한 인체의 반응을 좌우하게 되는데, 개개인마다 가지고 있는 요소들을 통칭하여 〈주요인〉이라 부른다. 주요인에는 현대 의학으로 규명이 가능한 기질적 요인들도 있지만, 어떤 방법으로도 측정할 수 없는 스트레스, 정신 상태와 같은 여러 기능적 요인들이 동시에 내포되어 있다.

씨앗과 흙의 비유로 살펴보자. 아무리 좋은 품종의 씨앗이라도 흙의 상태가 싹을 틔우지 못하도록 막는다면? 우리 마음 밭의 상태에 따라 질병을 막을 수 있거나 발병했다 하더라도 비교적 희망적일 수 있다는 것이다. 하지만 지금까지 현대 의학은 씨앗에만 지나치게 중점을 두었지, 흙의 상태에는 상대적으로 무관심했다. 실제로 궤양을 진단할 때, 궤양 자체를 보고 치료하는 데만 급급했지, 궤양에 걸린 사람의 속을 이해하는 데는 소홀했던 것이 사실이다. 환자의 불편한 마음 상태까지 파악하기 위해 현대 의학은 달라져야 한다. 환자의 마음 밭까지 세심히 살펴야 현대 의학은 진보할 수 있다. 즉, 환자의 모든 것을 총체적으로 살펴야 된다는 말이다.

__최선의 예방법

〈주요인〉이나 흙의 본질은 앞서 말한 〈속〉에 포함되어 있다. 농부가 수확량을 늘리기 위해 성심성의껏 흙을 돌보는 것처럼 환자도, 의사도 〈속 관리〉에 정성과 심혈을 기울여야 한다. 우리가 흔히 듣는 말 중에서 〈마음이 편해야 속도 편하다〉는 말이 있다. 이것은 영원불변의 진리다. 편안한 마음이야말로 그 어떤 명약, 명의보다 훌륭하고 강력한 무기가 된다. 다시 한 번 기억하자. 질병을 예방하고 건강한 삶을 살기 위해서는 우리가 갖고 있는 방어와 보호 요소들을 최대로 보강해야 하며, 이것은 우리 자신의 속 관리와 생활 습관 관리에서부터 시작된다.

__예방, 궁극적 치료

임상의 궁극적인 목적은 환자가 현재 가지고 있거나 장래 환자에게 유발될 수 있는 문제점을 정확히 파악하고 예측하여 진단하고 규명 지어 최선의 치료와 예방 방법을 모색하는 데 있다. 그러므로 의사가 환자를 진료하는 과정에서 빼놓을 수 없는 것이 바로 예방이다. 올바른 예방 의학의 실천이야말로 보다 나은 임상 효과를 기대할 수 있게 한다.

간단한 정기 검진을 받으러 온 무(無)증상 상태의 일반인에게도 예방 의학에서 가장 기초적인 건강 상담과 조기 검사는 필요하다. 여러 생활습관병들을 진단할 기회이며, 심지어 때로는 생명을 구하는 일까지 가능하기 때문이다.

앞으로의 의학은 예방 의학을 중심으로 발전할 것이다. 다시 말해 이제까지의 의학이, 질환이 유발된 것을 조기 진단하여 치료하는 것에 치중해 왔다면, 앞으로의 의학은 병의 유발 가능성을 예상하여 미리 예방 조치하여 방지하는 데 큰 목적을 둘 것이다.

__생기기 전에 치료하는 생활습관병

모든 성인 질환의 특징은 초기에 증상이 쉽게 나타나지 않아 발병 시기가 불분명하고 오랫동안 진전된 다음에야 증세가 나타난다는 것이다. 이와 같

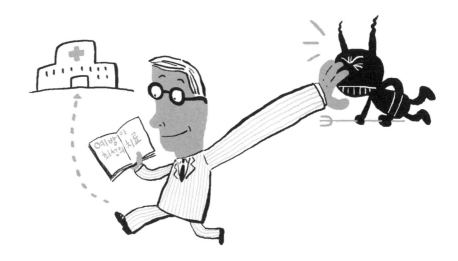

은 사실에서 예방의 중요성을 다시 한 번 깨달을 수 있을 것이다. 그렇다면
이러한 생활습관병에 대비하여 과연 어떠한 의료 대책을 세워야 하나? 바
쁜 생활에 쫓기다 보면 5~6년에 한 번도 의사를 찾아가 간단한 신체검사
를 받기가 힘든 것이 사실이다. 심지어는 자각 증상이 있는데도 병원을 찾
기 어려운 것이 오늘날의 안타까운 현실이다.

바람직한 의료 대책의 첫 과정은 의사를 찾는 일이, 치료 차원에서가 아니
라 예방 차원에서 이루어져야 한다는 사고의 전환이다. 〈병은 생기기 전에
치료해야 한다〉는 말은 역설적인 면도 없지 않지만, 질병 예방의 중요성을
강조하는 표현이라고 할 수 있다.

__단계적 예방
그렇다면 예방의 뜻은 무엇이며 어떻게 실천할 수 있는지 잠깐 정리해 보

자. 질병 자체도 그렇듯이 예방도 여러 단계에서 생각해 볼 수 있다. 첫째로, 1차적 예방이 있다. 이는 질병이 유발되기 전에 방지하는 것으로서, 간염 예방 및 유아일 때 접종하는 여러 예방 주사를 예로 들 수 있다. 의학이 발전함에 따라 감염 질환뿐만 아니라 여러 생활습관병도 1차적 예방이 적용되리라 생각한다. 예를 들면 원인 유전자가 확인된 암 질환의 경우, 질환이 유발되는 것을 미리 예측할 수 있는 것은 물론, 한발 앞서 잘못된 유전자를 고치거나 변화시킴으로써 질환을 방지할 수 있는 것이다.

둘째로, 2차적 예방은 질환의 병리적인 현상은 나타났지만 정상으로 복귀시킬 수 있는 상태에서 이루어지는 조기 발견과 완치를 목적으로 하는 치료라 할 수 있다. 여러 계통의 암 질환, 예를 들어 유방암, 대장암, 자궁 경부암, 위암, 대장암 등의 조기 진단을 들 수 있다. 이외에도 고혈압, 당뇨, 동맥 경화 등을 일찍 진단, 치료하여 여러 합병증을 예방하는 것도 2차적 예방에 속한다.

마지막으로, 3차적 예방은 질환이 진전된 상태에서 더 이상 악화되는 것을 예방하는 것으로, 심각한 협심증, 오래된 고혈압으로 인한 신장 질환 및 진전된 각종 암 질환 등에 적용되는 것을 볼 수 있다.

__구체적인 예방 계획

생활습관병을 예방하려면 다음과 같은 세 가지 요소를 명심할 필요가 있다. 첫째로, 필요한 예방 접종을 받아야 한다는 것이다. 이것은 각종 세균과 바이러스에 의한 감염 질환에 대비하는 중요한 대책이다. B형 간염 백신으로 예방할 수 있는 간암이 좋은 예라 할 수 있다. 한국인의 전체 간암 발병률의 70퍼센트가 B형 간염 바이러스 보유에서 비롯된다는 통계를 볼 때 이는 그냥 지나칠 수 없는 심각한 문제다. 타이나 아프리카 등으로 여행할 때 말라리아 예방을 위한 약을 복용하는 것도 마찬가지다.

둘째로, 정기적인 신체검사와 해당 검사를 받는 것이다. 생활습관병은 유전적 요인과 그릇된 생활 습관에 많은 근거를 두고 있기 때문에 각자가 가진 위험 요인이 무엇인지 의료진과의 상담 및 검진을 통하여 발견하고 그에 해당되는 검사를 받아야 한다. 물론 연령에 따르는 여러 가지 조기 암 검사도 함께 실시되어야 할 것이다. 자신은 아무 증세가 없다고 하지만 정기 검진 차원에서 받은 내시경 검사 덕분에 조기 진단하여 생명을 구하게 되는 사례를 많이 볼 수 있다.

마지막으로, 예방 대책을 마련하는 데 가장 핵심적인 것은 올바른 예방 교육이다. 흡연, 알코올, 비만, 스트레스, 다이어트는 물론 우리가 알 수 없는 다른 요인으로 인한 각종 암 질환과 생활습관병에 대한 건강 지식은 예방의 핵심이 아닐 수 없다. 이 예방 교육에서 가장 중요한 것은 질병에 대한 정확한 정보를 접하는 것이다.

그런 의미에서 앞으로 다루게 될 내용에서는 〈입에서 항문까지의 터널 여행〉을 하면서 한국인들에게 가장 많이 발생하는 위장, 간 질환에 대한 정보를 수록하였다. 우리가 섭취한 음식물들이 이 터널과 연관된 혈관, 신경 조직, 간, 담도, 그리고 췌장 등의 대사 작용에 의해 소화되어 기다란 터널을 통해 아래로 내려가는 과정을 상상해 보기 바란다. 아울러 속을 두루 훑어 내리면서 해당 장기, 특히 우리 주위에서 흔히 볼 수 있는 위장, 간 질환을 중심으로 한 질병 정보들을 충실히 담았기 때문에 이와 관련한 예방 교육에도 많은 도움이 될 것이다.

역류성 질환

__밥만 먹으면 속 쓰림에 신물까지……

소화 기관 중 하나인 식도에서 가장 흔히 나타나는 문제로는 위산의 역류에 근본을 두는 여러 질환을 들 수 있다. 역류*reflux*는 위에서 분비된 염산이 식도를 타고 거꾸로 올라오면서 식도를 자극하여 여러 질환을 유발시키는 것이다. 단순한 역류 증세로 아무 이상이 발견되지 않는 경우도 있지만, 식도염, 식도 궤양, 이로 인한 합병증은 물론, 식도암에 이르기까지 역류성 문제에 근거를 두는 질환은 다양하다.

물론 확실한 검진을 하기 위해서는 전문의와의 상담 및 검진이 필요하다. 이러한 검진 과정에서 별다른 이상이 나타나지 않았을 때에는 단순한 역류일 확률이 높다. 그러나 증세가 오래 지속되거나 악화되어 통증이 있고 구토나 식욕 부진 및 체중 감소가 있다면 전문의에게 정밀 검사를 받기를 권한다.

__위산 역류와 속 쓰림

정상인의 경우에도 식도 하부의 괄약근이 수시로 이완하기 때문에 약간의 위산이 식도로 역류하는 것은 정상적인 생리 현상이다. 그러나 역류 정도가 지나칠 경우 증상이 나타날 수 있고, 심지어 식도염이나 궤양 등으로까지 발전할 수도 있다. 식도염이 오래 지속되면 식도 아래 부분의 점막이 변하고 이런 상태로 방치해 두면 식도암으로 진행되는 경우도 있다. 위 식도 역류증의 합병증으로는 식도염*esophagitis*, 식도 궤양*esophageal ulcer*, 식도암*esophageal cancer*을 들 수 있다.

역류의 주요 증상으로는 속 쓰림*heartburn*이 있는데, 대부분 목과 명치 사이에서 쓰리거나 타는 듯한 불편함을 느끼는 것을 말한다. 공복 시에도 그렇지만 식후 20분쯤에 역류 증상을 느낄 수가 있다. 이러한 증상의 주원인은 위에서 분비되는 염산이 위와 식도 사이에 있는 횡격막을 거쳐 산에 약한 식도 점막을 건드리기 때문이다. 역류에 대항할 수 있는 요소로는 횡격막에 자리 잡고 있는 괄약근의 정상적인 운동, 식도의 고유 운동성 및 위산에 대비할 수 있는 식도 점막 자체의 방어력 등을 들 수 있는데, 이러한 보호 메커니즘이 약해졌을 때 역류로 빚어지는 여러 병리 현상에서 벗어날 수 없게 되는 것이다.

역류가 심하지만 속 쓰림 증세는 전혀 없고 단지 목이 약간 막혀 있거나 조여 있는 증세도 있는가 하면 심지어 왼쪽 가슴의 심장 부위에서 통증을 느껴 협심증으로 인식될 수도 있다. 한밤중에 응급실에서 〈가슴 아프다〉는 말로 죄 없는(?) 심장 전문의를 깨우는 일도 많다.

한 가지 명심해야 할 것은 실질적인 증상과 역류의 정도는 크게 상관없을 수도 있다는 점이다. 즉, 역류가 많더라도 환자 자신이 느끼는 증세는 없을 수 있으며, 비교적 산의 분비와 역류가 적은 편이라도 증세가 심할 수 있다는 것이다. 또한 속이 자주 쓰리다고 해서 반드시 식도염이 있는 것은 아니며 증세가 경미하다고 해서 식도염이 없다고 할 수도 없다. 즉, 환자가 느끼는 증세는 체내의 유기적 현상을 반드시 반영하지는 않는다.

기초 검진 과정에서 이상이 발견되거나 증세가 심각할 경우에는 전문의를 통하여 식도 위장 조영술 및 내시경 검사를 받아 본다. 특히 내시경을 통해서 직접 식도 점막 부위를 살펴보고 필요에 따라서는 조직 검사도 겸해야 한다. 이외에 식도 안으로 얇은 튜브를 삽입하여 환자의 증상과 산성의 농도를 직접 비교하는 검진 방법도 있다.

__역류증을 고치는 생활 습관

역류증을 가져다주는 위 식도 증후군이야말로 현대인의 잘못된 생활 습관에 근원을 둘수 있다. 역류성 질환의 치료 목표는 환자의 증상을 경감시키고 위 식도 역류의 빈도와 재발 확률을 감소시키는 데 있다. 궤양이나 심한 염증으로 인해 점막이 손상되었으면 이를 치료하고 합병증은 예방해야 한다. 그러기 위해서는 우선 위산 및 염증을 유발시킬 수 있는 물질을 식도로부터 멀리해야 한다. 대부분의 역류 현상은 우리의 그릇된 식사 습관에서 초래되기 때문에 자신의 생활 습관을 심각히 고려해 볼 필요가 있다.

첫째, 증세를 일으킬 수 있는 음식(맵고 지방질이 많은 음식, 감귤류 주스, 초콜릿, 민트, 커피, 콜라, 주류)과 담배 등은 피해야 한다. 둘째, 저녁 식사는 가능한 한 소식을 하고, 식사 뒤 두세 시간 동안은 자리에 눕지 않는다. 셋째, 침대의 머리 부분을 10센티미터 정도 높여 주는 것도 산의 역류 현상을 낮추는 데 도움이 될 수 있다.

__위산 분비 억제제와 그 종류

약물 치료에는 여러 가지 방법이 있다. 증상이 경미할 경우에는 제산제를 사용하여 산을 중화시키는 기전으로 위 식도를 보호할 수 있다. 증상이 제산제로 조절이 안 될 경우에는 위산 분비 억제제 *proton pump inhibitor*를 사용한다. 위산 분비 억제제는 소화기 내과 임상 분야에서 가장 많이 쓰이는 약의 종류이기도 하다. 점막에 손상이 생겼을 경우 위산 분비는 점막의 치유를 더디게 하기 때문에 이를 방지함으로써 위의 점막을 보호하고 손상된 세포들의 재생을 돕는 것이다.

위 점막에 있는 벽 세포는 산을 분비하는 역할을 한다. 이 세포의 세포벽에 있는 프로톤 펌프를 통해 염산이 분비된다. 또한 이 세포는 혈관과 점막에 있는 여러 종류의 호르몬 및 화학 물질 등에 의해 위산 분비가 조절된다. 이들 중 히스타민은 위산 분비를 촉진하는 역할을 한다. 위산의 과다 분비를 막는 방법은 여러 가지이나 두 가지 종류의 원리를 이용한 약제가 많이 사용된다.

첫 번째는 항히스타민제로서 타가메트, 잔탁, 액시드, 펩시드 등의 제품을 들 수 있다. 이들은 벽 세포가 위산 분비 촉진을 받지 않도록 방해하는 작용을 한다. 두 번째는 프로톤 펌프 억제제로서 염산을 분비하는 작용 그 자체를 방해해 위산 분비를 억제한다. 프릴로섹, 프레바시드, 아시펙스, 넥시움,

프로토닉스 등이 이 부류에 들며, 이들은 항히스타민제보다 훨씬 강력한 위산 분비 억제 작용을 한다. 이외에도 점막 보호제와 위장관 운동 촉진제 등을 사용하여 위 식도 점막을 보호할 수 있다.

역류와 비슷한 증세를 유발하는 여러 질환도 고려해 볼 만하다. 다시 말해 환자의 증세가 역류 때문인 것 같지만, 위에 언급한 치료에도 별 다른 반응을 보이지 않는다면, 위산의 문제가 아닌 다른 것에서 비롯된다고 생각해야 할 것이다. 역류 증세와 비슷하게 가슴이 답답하다거나 심지어 협심증을 의심할 정도로 가슴에 통증을 유발할 수 있는 주요 질환으로는 식도의 근육 경련 질환들을 고려해 볼 수 있다. 때에 따라서는, 식도 내압 검사와 같은 병태 생리학적 검사를 시행하여 하부 식도 괄약근의 기능과 식도 운동 기능에 대한 정보를 얻을 수 있다.

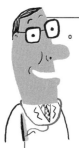

■ 콩 심은 데 콩 나고 병 심은 데 병 난다

습관은 나무껍질에 글자를 새긴 것과 같아,
그 나무가 커감에 따라 글자도 커간다.
― 새뮤얼 스마일스

생활습관병의 원인

생활습관병이란 태어났을 때는 없었지만 유전적인 요인과 환경적인 요인으로
나이가 들면서 점차 발생하는 질환을 일컫는다. 생활습관병의 일반적인 특징은
조기에 자각 증상이 나타나지 않아 발병 시기가 불분명하고, 오랫동안 진전된
다음에야 증세가 나타나 적절한 치료 시기를 놓치는 경우가 허다하다는 점이다.
뒤늦게 발견되어 여러 합병증이 발병하는 경우에는 완치에 어려움이 많다.
여기서 유전적 또는 환경적 요인은 각기 다른 요인이기는 하지만 서로 간에 영
향을 주고받는다는 사실을 알아야 한다. 특히 유전적인 요인은 태어났을 때 조
상에게 물려받은 선천적 요인만을 말하지는 않는다. 다시 말해, 선천적인 요인
으로 생기는 내림병만을 유전병이라고 할 수는 없다는 것이다. 우리는 의학이
발전함에 따라 많은 질환의 근원이 우리가 가지고 태어난 건강한 유전자의 변
화로 인해 발생할 수 있다는 것을 알게 되었다. 이렇게 유전 질환의 개념이 확
대됨에 따라 건강한 유전자를 변화시킬 수 있는 요인이 무엇인지 밝혀내는 것
이 현대 의학의 중요한 과제가 되었다. 이러한 요인들 중 가장 큰 비중을 차지
하는 것이 바로 환경적인 요인인 것이다. 우리가 살아가면서 접하는 여러 환경
적인 요소로 의해 유전자에 변화가 일어날 수 있고, 이로 인해 병이 발생할 수
있다는 설이다. 여러 암 질환의 발병 원인을 연구해 볼 때 대부분의 병은 선천
적인 요인이 아니라 건강에 해로운 생활 습관과 환경적 요인에 근거를 두고 있

다는 사실이 점차 밝혀지고 있다.

후천적, 환경적 질환

1865년 멘델이 완두콩 실험을 하여 유전의 법칙을 발표했을 때만 해도 유전자는 단지 추상적인 존재일 뿐이었다. 그러나 곧 현미경의 발전으로 세포 속의 핵 안에 있는 염색체를 직접 보게 되었다. 또 점차 DNA의 실체가 상세히 알려지면서 DNA 안의 염기 서열의 작은 변화가 다양한 질환을 일으킨다는 사실이 속속 밝혀졌다. 당뇨, 유방암, 위암, 대장암 등 많은 암 질환이 이러한 유전자의 변화에 근원을 두고 발병한다는 것이다. 대장암의 예를 들자면, 태어났을 때부터 유전자에 이상이 있어서 대장암이 생길 수도 있지만, 이렇게 선천적으로 대장암에 걸리는 사람은 대장암 환자 전체의 1퍼센트도 안 된다. 대부분의 생활습관병 발생은 후천적 원인에 더 많이 좌우된다. 후천적이기는 하지만 유전적 요인으로 인한 발생인 것이다. 다시 말해, 후천적으로 우리가 살아가면서 접하는 여러 환경적인 요인으로 말미암아 유전자에 이상이 생겨 질환이 발생하는 것이다.

타고난 유전자에는 이상이 없어도 우리의 생활 습관, 다시 말해 우리가 접하는 모든 환경적 요인(섭취하는 음식물, 담배와 술, 스트레스 등)들이 그릇되었을 경우에 우리가 가지고 태어난 건강한 유전자를 손상시키게 된다. 이로 인해 좋지 않은 세포 변화의 조짐이 보일 수 있고, 더 나아가서는 암 질환까지도 발생시킬 수 있다는 말이다. 이렇게 보면 우리가 가지고 태어난 선천적인 요인보다 우리가 인생을 살아갈 때 접하는 환경적 요인이 생활습관병의 더 큰 원인이 되지 않을까 하는 생각이 드는 것이다.

예방과 조기 치료

그러므로 21세기의 의학은 특히 예방 의학을 중심으로 발전할 것이다. 질환이 발병된 다음에 치료하는 것이 아니라 병이 생길 조짐이 확인되었을 때 이를 진단하여 예방 차원에서 치료하는 데 목적을 둘 것이다. 예를 들어, 어떤 질환과 관련 있는 유전자가 확인되면 발병 전에 유전자의 변화 조짐을 찾아내고 이를 고침으로써 병이 생기기 전에 미리 막는 것이다. 현재 발전하고 있는 유전자 치료법은 이러한 조기 치료에 목적을 두고 있다. 그러나 이러한 조기 진료 못지않게 중요한 것은 우리가 일상생활에서 해로운 환경적인 요인을 피하는 일이다. 무엇보다 건강한 라이프 스타일을 추구해야 할 것이며, 그러기 위해서는 치명적일 수 있는 담배와 술 문화의 개선이 필요하다. 또 꾸준히 적당한 운동을 해야 하며 필요한 정기 검진 및 선별 검사를 받아야 한다.

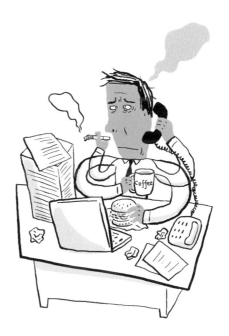

y s p e p s i a **P e p t i c u l c e r**
P y l o r i c o n s t i p a t i o n d i a r r h e a E . C o l i
c **g a s t r i t i s** H e l i c o b

__위장 질환 71

바렛 식도와 식도암

__쓰린 속을 놔뒀기로서니 식도암이라니!

현대인 중 속 쓰림을 경험하지 않은 사람은 드물 것이다. 명치 부분에서 가슴 중간 부위로 타오르는 듯한 전형적인 속 쓰림 증세가 아니라도 뭔가 가슴 중간 부위가 막힌 듯 답답하다거나 가끔 신물이 올라오는 듯하고 메스꺼움을 느끼는 등의 증세는 우리에게 익숙한 것이다. 일반적으로 이러한 위산 역류와 관계된 증상은 비록 경미하다 해도 오래 지속될 경우 위 식도 역류성 질환으로 발전할 수 있으며, 심한 경우에는 이로 인한 식도염, 식도 궤양, 식도 협착증, 식도암 등도 초래할 수 있다.

__바렛 식도란?

단순한 식도염은 생활 습관을 바꾸고 단기간의 위산 조절 요법으로도 치료가 가능하지만, 만성 식도염으로 발전되어 합병 증세를 일으킬 경우에는 장기 약물 치료뿐만 아니라 수술까지 필요할 수 있다. 만성적으로 위 식도 역류를 보이는 환자들 가운데 약 10~12퍼센트가 식도염으로 발전되는 것으로 보고되었다. 식도염과 만성 식도염으로 인한 합병증의 하나로 바렛 식도가 있다.

바렛 식도*Barrett's esophagus*는 만성 식도염이 일으킬 수 있는 심각한 질환으로, 하부 식도 점막의 변이 현상에서 비롯된다. 다시 말해, 바렛 식도는 식도의 점막이 변질되어 원래의 식도 점막 세포인 판형 상피 세포가 원주형 상피 세포로 대치된 것을 말한다. 바렛 식도의 주요 증세는 속 쓰림 및 위 식도 역류성 증세지만, 바렛 식도라고 진단받은 환자들 중에는 역류 증세가 없는 경우도 많다. 그러므로 바렛 식도의 진단은 의료진의 원숙한 경험과 꾸준한 노력을 필요로 한다.

__만성 식도염의 위험, 식도암

바렛 식도의 임상적 중요성은 이렇게 변질된 점막 부위에 오랜 기간 지속적으로 자극이 옴으로써 식도 점막에 형성 이상이 생겨 결국 식도암으로 진행될 수 있다는 데 있다. 바렛 식도 환자 중 약 10퍼센트까지도 선암으로 발전될 수 있다는 조사 결과가 있는데, 이는 일반 인구의 선암 발생률에 비해 위험도가 약 40배 이상 높은 것이다. 즉, 바렛 식도는 위 식도 역류성 질환이 가져올 수 있는 중요한 전암성 병변이다. 미국의 경우 1970년대 이후로 바렛 식도와 이로 인한 식도암 발병률은 상승 추세다.

한 가지 주목해야 할 사실은, 바렛 식도가 일으키는 식도암 발병률과 함께 위의 분문(식도와 위를 잇는 개구부)에서 발생하는 위암의 발병률 역시 상

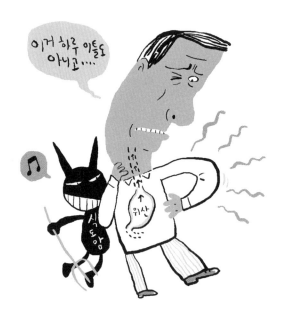

승하고 있다는 것이다. 다시 말해 전체적인 위암 발병은 많이 줄어든 반면, 분문 부분에서 생기는 위암은 늘고 있는 실정이다. 이것 또한 위 식도 역류성 질환과 위암 발병률의 상관관계를 보여 주는 한 예다.

식도암은 50~60대에서 흔히 발생하며 식도 점막에 대한 장기간의 물리적, 화학적 자극과 관계가 있다. 즉, 과도한 음주나 흡연, 불규칙한 식사 습관과 자극적인 음식 등은 식도 점막에 손상을 일으키며, 이로 인한 점막의 형성 이상은 급기야 암으로까지 진행될 수 있다는 보고가 있었다. 식도암은 식도 내벽을 둘러싸고 있는 점막에서 발생하여 내부 통로로 종괴와 궤양을 형성하면서 진행하는데, 그 결과 식도 내강이 좁아져 음식물이 쉽게 지나가지 못하게 된다. 바렛 식도가 일으키는 식도암은 선암으로서 주로 식도 하부에서 발생한다. 식도암의 증상에는 여러 가지가 있지만, 초기에는 별 증세가 없거나 경미한 편이다. 단순한 속 쓰림이나 가슴 중앙의 압박감에서 시작해 많이 진전된 다음에는 연하 곤란(음식물이 입에서 위로 통과하는 데 장애를 받는 느낌)이 생길 수 있다. 병이 진행됨에 따라 나중에는 물이나 침까지도 삼키기 어렵게 된다. 그 외에 체중 감소, 통증(특히 음식물을 삼킬 때), 구토, 출혈 등이 나타날 수 있다. 이런 증상들은 불행하게도 병이 많이 진전된 다음에야 나타나기 때문에 식도암 진단을 받았을 때 환자 대부분은 이미 완치 불가능한 상태인 경우가 많다. 그러므로 역류 증세, 역류로 인한 합병증, 만성 위 식도 질환의 위험 요인이 있을 경우에는 반드시 식도 검진을 받기를 권한다.

__예방과 치료

내과적인 치료 방법으로 바렛 식도를 완전히 제거하기는 어렵지만, 동반하는 위 식도 역류를 치료하고 식도 선암을 조기에 발견하는 것은 무엇보다 중요한 일이다. 약물 치료 방법으로는 위산 분비 억제제 외에도 위와 소장의 고유 운동성을 강화시키는 약들을 사용하여 역류를 치료할 수 있다.

만약 바렛 식도 진단이 내려졌을 경우에는 1~2년마다 식도암 발병에 대비한 조기 내시경 검사를 권장한다. 만약 형성 이상이 발견되면 형성 이상 정도를 파악해 심한 경우에는 절제까지도 고려해 볼 수 있다. 그러므로 장기간 역류 증세나 이와 관련된 문제가 있을 경우에는 정기적인 내시경 검사를 통하여 바렛 식도 외 여러 식도 질환의 유무 상태를 확인해야 한다.

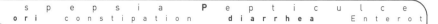

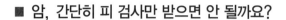

■ 암, 간단히 피 검사만 받으면 안 될까요?

한국인의 암

최근 대한민국 보건복지부가 발표한 암 등록 조사 결과에 따르면 남성은 위암, 폐암, 간암의 순으로, 여성은 유방암, 위암, 대장암의 순으로 암 발생 양상을 보이고 있음이 밝혀졌다. 이 조사 결과는 우리 모두에게 참고가 될 수 있는 중요한 자료다.

여기서 특히 인생의 황금기인 40~60대의 경우를 보면, 성인 세 명 중 한 명은 암으로 사망한다는 것을 알 수 있다. 한창 일하는 나이일 뿐만 아니라 사회적 기여도가 높은 이 연령대가 이렇게 치명적인 암 질환에 노출되어 있는 것을 볼 때, 이에 대한 예방 대책을 강조하지 않을 수 없다. 그러나 한 가지 다행(?)스러운 것은 우리 한국인들에게서 쉽게 찾아볼 수 있는 대부분의 암 질환은 예방 교육과 조기 진단을 통해 충분히 대비하고 완치할 수 있는 종류라는 사실이다. 그렇다면 우리는 어떠한 조기 검사를 받아야 할 것인가? 필자는 병원을 찾는 환자들이 〈피 검사로 암을 진단할 수 있는 방법은 없을까?〉라고 물어 오는 경우를 종종 만날 수 있다.

혈액 암 지표 검사 알기

암을 진단하는 데 도움이 되는 혈액 검사에는 여러 가지가 있다. 하지만 이러한 테스트 모두가 각각의 사람들에게 동일하게 적용되지는 않는다. 환자의 연령, 병력 및 여러 위험 요인의 유무에 따라 검사가 추천된다. 몇 가지 간추려 보면, 전립선암 진단에 사용되는 PSA 검사, 간암 진단의 AFP 검사, 난소암 진단의 CA-125, 췌장암 진단의 CA 19-9, 그리고 대장암 진단에 사용되는 CEA 검사를 들 수 있다.

이 중 PSA는 50세 연령 이상의 남성에게 적용되는 전립선암 선별 검사인데, 매년 PSA를 정기적으로 체크한다면 전립선암을 조기에 발견하는 것은 물론 그 치료 성과를 평가하는 데도 크나큰 도움이 된다.

PSA와 달리 AFP, CA-125, CA 19-9, CEA 등은 정기 선별 검사에 포함되지 않고 있다. 우리가 흔히 생각하는 것과 달리 이러한 검사들은 어떤 암 질환의 존재 여부를 알리는 고유한 검사가 아니며, 암을 진단하기에는 정확성도 부족하다는 것이다. 수치가 높다고 반드시 암이 있는 것도 아니고, 낮다고 암이 반드시 없다는 것도 아니라는 이야기다. 위양성과 위음성의 결과가 많이 나타나기 때문에 특별한 경우를 제외하고는 정기 선별 검사로 사용하지 않는다.

특히 종양 크기가 작을 경우 나타나는 위음성 결과는, 진단을 내리는 데 혼동을 주고 검사를 지연시킬 뿐 아니라, 위험한 결과를 초래하기도 한다. 또한 이러한 검사는 암 질환의 특유한 검사가 아니다. 다시 말해 높은 CA 19-9 수치는 췌장암뿐만 아니라, 대장암, 위암 그리고 단순한 담도염에서도 발견될 수 있다. CEA 역시 대장암 및 여러 소화기 계통의 암 질환(위암, 췌장암, 간암, 담도암 등)에서도 상승될 수 있다.

이러한 검사를 모두 정기적으로 받을 필요는 없다. 하지만 위험 요인이 있는 사람들은 선택적으로 검사를 적용할 수 있다. 예컨대, 가족 병력에서 난소암 병력이 있는 경우라면, 때에 따라서는 CA-125를 체크해 볼 수 있는 것이다. 또 하나의 예로 우리 한국인들에게서 많이 발견되는 B형 바이러스 간염을 들수 있는데, 보통 바이러스로 인한 간암 발병을 진단하기 위해 6~12개월 주기로 매년 초음파 검사와 AFP 검사를 받기를 권하고 있다.

환자가 대장암 진단을 받았을 경우에 CEA는 암 질환의 예후를 측정해 줄 수 있다는 연구 결과가 나와 있다. 특히 수술 후 떨어진 CEA 수치가 다시 비정상적으로 상승한다면, 이는 암의 재발을 알리는 적신호라 할 수 있다. 그러므로 대장암 제거 수술을 받은 환자는 내시경 검사 외에 정기적으로 CEA 검사를 받기를 권한다.

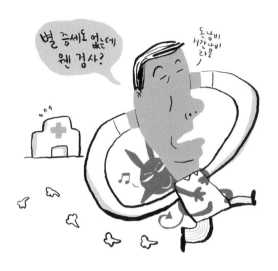

때에 맞는 선별 검사

위에서 알 수 있듯 피 검사로 모든 암을 정확히 진단해 내는 데는 한계가 있다. 피 검사 외에도 여러 암 조기 검사가 있는데, 무증상 상태라도 연령과 병력에 따라 꼭 받아야 할 중요한 검사들이다.

특정한 선별 검사로는, 여성의 경우 자궁 경부암 검사(20대부터 시작)와 유방암 검사(35~40세부터 시작), 그리고 40~50대부터는 남녀 모두에게 해당되는 위암, 대장암 검사, 잠혈변 검사를 예로 들 수 있다. 언급된 질환들은 초기에는 아무 증상도 보이지 않는 것들이다. 자궁 경부암에서 발견되는 점막 세포의 변이 현상은 느껴지지 않으며 유방 안에 있는 조그마한 종양은 손으로 만져지지 않는다. 그러므로 조직 검사와 엑스레이 전문 검사가 필요하다.

귀찮아도 받아야 되는 내시경 검사

우리는 비교적 하기 쉬운 검사는 잘 받지만, 내시경 검사와 같이 조금이라도 힘들 것 같은(?) 검사는 피하려 한다. 일 년에 한 번씩 어김없이 엑스레이 유방암 검사를 받는 55세의 여성이 5년에 한 번 받는 대장 내시경 검사를 피하는 이유는 단 한 가지뿐이다. 〈별 증세를 못 느끼는데 검사받을 필요가 있을까?〉 그렇다면 이 여성은 유방에서는 무엇인가 느껴지고 손에 만져져서 매년 유방암 검사를 받았다는 걸까? 그렇지 않다. 이렇게 우리는 제 나름대로 편리하게 생각하고 결정한다. 비교적 불편하고 받기 어려운 검사라도 필요하다면 받아야 한다. 왜 선별 검사가 필요한지 올바르게 인식하는 것이 중요하다.

환자의 위험 요인이 보통 일반인의 경우보다 많다고 추정될 때는 선별 검진 시기를 5~10년까지도 앞당길 수 있다. 얼마나 자주 이러한 검진을 받아야 하느냐에 대해서는 전문의의 처방에 따라야 한다. 환자의 진료는 그 과정이 각각 개별적으로 다루어져야 한다. 어떠한 검사를 받아야 하는지는 환자가 보이는 증세, 병력 및 그 밖의 위험 요인에 대한 확실한 이해가 앞서야 하며, 이를 위해서는 환자와 의사가 세심히 상담하고 초진하는 과정을 거쳐야 할 것이다.

y s p e p s i a **P** e p t i c u l c e r
P y l o r i c o n s t i p a t i o n d i a r r h e a **E . C o l i**
c **g a s t r i t i s** H e l i c o b

토혈, 식도 정맥류

__토혈증이란?

토혈증*hematemesis*이란 구토와 더불어 혈액이 입으로 나오는 경우를 말한다. 토혈을 했을 경우에는 우선적으로 가려내야 할 것이 있다. 출혈 위치가 소화 기관(위, 식도 등)인지, 아니면 기관지나 목 부분인지 확인하는 것이다.

왜냐하면 어떤 경우에는 토혈인 것 같지만, 단순히 오랜 기침으로 인해 가래에 섞여 피가 나왔을 수도 있기 때문이다. 이외에도 결핵이나 심각한 폐렴, 폐암 및 여러 폐 질환으로 인한 객혈일 가능성도 있다. 그러므로 그 사람의 병력을 염두에 두고 증상을 잘 들어 본 후 판단을 내려야 한다.

__토혈증의 원인 질환

토혈증을 일으키는 질환에는 여러 가지가 있다. 첫째, 과음 후 구토를 많이

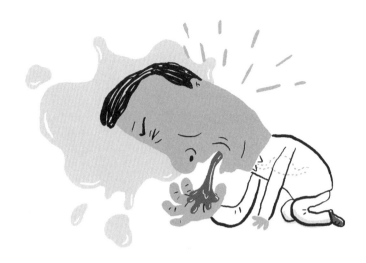

했을 때 일어날 수 있는 현상의 하나로, 위의 부분 점막이 찢어져 출혈이 심해 토혈을 일으키는 경우가 있다. 이러한 질환을 말로리바이스*Mallory-Weiss* 증후군이라고 하며, 내시경 검사로 확인이 가능하다. 말로리바이스의 대부분은 자연적으로 지혈되나 어떤 경우에는 출혈이 지속되어 위험할 수도 있다. 출혈이 멈추지 않을 때에는 내시경 소작법으로 열을 가하거나 약물을 투여하는 주사 요법을 사용해 지혈시킨다.

둘째, 위나 식도에 위치한 정맥류*Varix*가 파열되어 큰 출혈을 일으키는 경우가 있다. 정맥류는 식도 점막의 정맥이 비정상적으로 굵게 팽창한 것을 말한다. 정맥류는 평상시엔 아무 증세가 없으나 내시경이나 조영술로 사전에 진단이 가능하다. 식도와 위에 정맥류를 일으키는 가장 큰 원인은 만성 간 질환*Chronic Liver Disease*으로, 간 경변을 들 수 있다. 우리 한국인의 경우에는 B형 간염 바이러스와 술로 인해 생긴 간 경변이 대부분을 차지한다. 식도 정맥류는 복수, 간성 혼수 등과 더불어 간 경변으로 인해 생기는 문맥압 항진증*Portal Hypertension*의 주요 합병증이기도 하다. 특히 우리나라 사람들에서는 B형 간염 바이러스성 간염 환자가 많은데, 이 중 대부분은 자신이 자각할 수 있는 증세가 없다가 갑자기 복수가 차오른다거나 정맥류가 파열되어 피가 분출해 심각한 토혈로 병원 문을 들어서는 경우가 있다.

이외에 C형 간염 바이러스*Hepatitis C Virus*로 인한 만성 간 질환도 위 식도 부분의 정맥류를 일으키는 주요인이다. 그러므로 만성 활동성 간염, 간 경변과 식도 정맥류를 일으킬 수 있는 위험 요인을 가진 환자는 증세가 없다고 하더라도, 예방 차원에서 정맥류의 유무를 판단하기 위한 검진을 받기를 권한다. 이와는 반대로 정기 위 내시경 검사를 받았다가 식도 정맥류가 발견되어 차후 C형 간염으로 인한 간 경화 진단을 받은 환자들도 있다. 정맥류가 발견되면 베타 차단제를 복용하여 문맥압 항진을 감소시켜 정맥류의 파혈 가능성을 줄이도록 해야 한다.

출혈이 지속될 때는 경화 요법, 결찰 요법 등 주사 요법으로 지혈할 수도 있지만, 이런 경우 환자들의 예후가 나쁘며, 심지어는 이로 인해 사망하는 결과를 초래하기도 한다. 출혈 후 1년 생존율이 30퍼센트가 되지 않는 경우도 많다. 그러므로 만성 간 질환을 진단받은 적이 있으면 자각 증세가 없더라도 선별 차원에서 정기적으로 위 내시경과 복부 초음파 검사 등을 받아보는 것이 매우 중요하다. 위 식도 정맥류가 발견되었으면 출혈 가능성을 식별하여 예방 차원에서 치료할 수도 있다.

셋째, 여러 출혈성 궤양 등도 토혈의 중요한 원인이 된다. 식도를 비롯하여 위나 소장의 궤양에서 출혈이 심할 때 구토와 더불어 토혈증을 일으킬 수 있다. 토혈증이 있을 경우에는 피가 위장관을 통과하면서 생긴 흑색 변이 나타나는데, 이 또한 소화 기관의 출혈을 시사하는 중요한 소견이다. 내시경 검사 시에 출혈이 있거나 최근에 출혈이 있었던 것으로 판단되는 경우에는 전기 소작법 및 밴딩이나 약물을 투여하여 지혈시키고 출혈 가능성을 줄이는 것이 가능하다. 이렇게 토혈증에는 여러 종류의 원인이 있으며, 확실한 진단과 치료는 환자의 현재 상태는 물론, 뒤따르는 예후를 결정하기 때문에 전문의의 세심한 검진이 요망된다.

위염

__처음 내시경 검사를 받고 나면

〈위 내시경 검사를 받아 보니 만성 위염이라며 위 점막의 조직이 조금 변질되어 있다네. 1년에 한 번씩은 내시경 검사를 받으라고 하는군.〉 평소 아무 증상도 느끼지 못하던 45세의 김씨가 처음 내시경 검사를 받고 부인하게 한 말이다.

우리 주변에서도 김씨와 비슷한 경우를 많이 보게 된다. 위염은 위 검진 결과 가장 많이 발견되는 질환 가운데 하나이다. 위염이란 위 점막이 조금이나마 손상된 상태를 말하며 조직 검사상 점막 안에서 염증 상태를 확인할 수 있다.

위염에 대한 인식은 일반인은 물론 의사들 사이에서도 각기 다를 수 있다. 상복부가 더부룩하며, 생목이 올라오고, 소화 불량이 있으면 임상적으로 〈위염〉이라는 진단을 받는다. 증세가 심할 경우, 명치 부위나 상복부 부위가 쓰리고 압통을 느낄 수도 있고, 구역질과 설사가 동반될 수도 있다. 물론 이런 증세들이 위염을 말해 주는 증상이긴 하지만 때론 위염 아닌 다른 문제에서 비롯될 수도 있다는 것을 명심해야 한다. 아무런 증세가 없다고 하더라도 내시경으로 검사했을 때 육안으로 벌겋고 점막이 다소 파괴되어 있는 것을 보고 위염이라 진단하는 경우도 있다. 그러나 위염의 가장 정확한 진단은 위 점막 조직 검사상의 진단이다. 즉, 조직학적으로 점막을 떼어 현미경으로 들여다보았을 때 염증 상태가 확인되면 이를 위염이라고 진단할 수 있다. 대부분의 경우, 위염은 아무런 증세를 나타내지 않는다. 다시 말해서 증세가 심하다고 해서 위염이 있는 것도 아니고 내시경 검사를 했을 때 점막이 손상되어 있는 것처럼 보여도 조직 검사상 염증이 없는 경우는 허다하다. 위염의 정확한 진단은 어디까지나 조직 검사에 의존한다. 그러므로 환자의 증세가 심할 경우에는 내시경 검사를 받아야 하며 별로 큰 이상이 보이지 않더라도 조직 검사를 하는 것을 추천한다.

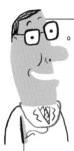
■ 장상피화생 *Intestinal Metaplasia*

많은 사람들이 내시경 검사를 받은 후 〈장상피화생(腸上皮化生)이 발견되었다〉며 우려를 표하는 것을 본다. 마치 장상피화생을 위암의 발전과 직결되는 것으로 생각하는 경우가 많다. 위의 경우에서 김씨도 내시경을 받은 후 장상피화생이 발견되었다며 한창 겁을 집어먹고 집에 돌아온 셈이다.

장상피화생은 위 점막이 오랜 기간 동안 자극을 받아 소장의 점막과 유사한 상태로 전환된 비교적 흔히 발견되는 상태. 질병이라고 하기는 좀 그렇다. 장상피화생은 대개 다른 상태로 발전하지 않는다. 환자에 따라 장상피화생이 부분적으로 혹은 전체적으로 발전한 경우를 볼 수는 있다. 장상피화생은 암이 아니며 암으로 발전할 가능성 또한 극히 낮다. 대개 아무 문제를 일으키지 않으며 정기적으로 내시경 검사를 받는 것으로 충분하다.

y s p e p s i a   **P** e p t i c u l c e r
P y l o r i   c o n s t i p a t i o n   **d i a r r h e a**   **E . C o l i**
c **g a s t r i t i s**   H e l i c o b

__위염의 종류

위염은 크게 급성 위염 *acute gastritis* 과 만성 위염 *chronic gastritis* 으로 분류한다. 급성 위염의 원인은 여러 가지로, 스트레스, 세균성, 아스피린이나 비스테로이드성 소염제, 알코올 및 기생충 들을 들 수 있다. 급성 위염은 여러 형태로 나타난다. 위 점막에서 출혈 현상을 보이는 출혈성 위염도 있지만 점막이 살짝 벗겨지는 미란성 위염이 대부분이다. 알코올이나 비스테로이드 소염제로 인한 위염일 경우, 이러한 위험 요인을 피하고 위 점막을 보호하는 상태로 유지하면 대부분 2~3주일 안에 정상화된다. 원인을 제거하고 적절히 치료하면 예후는 비교적 좋다.

만성 위염의 원인은 뚜렷하지 않은 편이고 급성에서 이행하는 경우도 있으며 여러 성인병에서 비롯될 수 있다. 만성 위염은 대부분 커다란 증상은 없으나 서서히 식욕이 감퇴하고 조금만 먹어도 만복감이 쉽게 오며 위 부근의 불쾌감과 가슴앓이 등의 증상으로 발전할 수 있다. 때로는 식도나 목 부근에 압박감을 느끼는 경우도 있으며 타인이 구취를 느끼는 경우가 있다.

위에서 언급한 비스테로이드성 소염제는 위염의 중요한 원인이다. 엔시드 같은 비스테로이드성 소염제는 위 점막을 보호하는 프로스타글란딘(PG)을 저하시켜 위 점막을 손상해 위염과 궤양을 일으키는 것으로 이해되고 있다. 헬리코박터 파일로리 같은 세균은 만성 활동성 위염의 주요인이며, 소화성 궤양과 위암에 이르기까지 위 질환에 중대한 위험 요인이다. 이외에도 만성 위염의 원인은 오랜 기간에 걸친 불규칙한 식생활과 소화 장애, 자극적인 음식물 섭취 및 약물 복용으로 인하여 발병하기도 하고 음주, 흡연 등과도 상관이 있다. 근래에는 정신적인 자극에 의해서 많이 발생하고 있다.

만성 위염 중 특히 위축성 위염 *Atrophic gastritis*은 위암으로 발전할 가능성이 다소 높을 수 있으므로, 1년에 한 번씩 위 내시경 검사를 추천한다. 위축성 위염 역시 조직 검사에 의한 진단이며 소화 불량 증상 외에 구체적으로 명확하게 나타나는 증상은 별로 없다. 평소에는 입맛이 떨어질 수도 있고, 특히 식사 후에는 상복부에서 압박감을 느낄 수 있다. 위축성 위염 외에 림프 위염과 콜라겐 위염 같은 만성 위염도 있다.

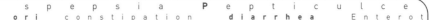
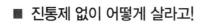

■ 진통제 없이 어떻게 살라고!

서른다섯 살의 P씨는 2년 전 교통사고로 척추에 심한 타박상을 입었다. 수술 경과가 좋았으나 그래도 꾸준한 물리 치료와 진통 소염제가 필요했다. 지난 6개월 동안 통증이 심해 하루에 200밀리그램짜리 이부프로펜을 열두 알씩 먹어야만 일을 할 수 있었던 것이다. 그러던 어느 날 P씨가 걸어다니기 어려울 정도로 어지럽다며 불편함을 호소해 왔다. 병원 응급실에서 만난 P씨의 혈색은 좋지 않았다. 혈압은 90/50으로 서 있을 때와 누워 있을 때의 혈압과 맥박 수의 차도가 심했다. 즉, 빈혈이나 탈수 현상으로 보였다. 아니나 다를까, 혈액 검사를 해보니 헤모글로빈은 8(정상 13~17)로 떨어져 있었고 까만 변에는 피가 섞인 것으로 판정되었다. 위장 내시경 검사 결과 위궤양으로 인한 출혈이었던 것이다. 필요한 치료를 받아 3일 만에 무사히 집에 돌아갔다. 즉, 이 경우는 소염 진통제로 인한 위장 출혈이었던 것이다.

〈가장 좋은 관절염약으로 주세요〉, 〈아스피린은 위에 나쁘지만 새로 나온 소염 진통제는 아주 좋다지요?〉 등은 우리 귀에 익은 질문이다. 그만큼 진통제는 현대인이 가장 많이 애용하는 약 중 하나다. 단순한 두통, 근육통, 만성 요통에서부터 심한 관절염에 이르기까지, 아스피린을 비롯해 이부프로펜, 나프록센, 버퍼린 및 의사의 처방이 필요한 여러 소염 진통제들은 마치 우리 일상생활에서 없어서는 안 될 필수 용품같이 되어 버렸다. 이러한 통증 질환은 과학과 기술의 발전이 우리 인류에게 가져다준 대표적 현대병이기도 하다. 이제 이러한 진통제 없이는 살 수 없는 아픈 세상이 된 것이다. 쉽게 구할 수 있다 보니, 진통제의 남용과 오용은 건강 문제의 커다란 이슈이기도 하다. 또한 이러한 약들로 인한 부작용은 심각한 문제를 일으키고 있다. 특히 소염 진통제의 부작용으로 위장 장애가 생길 수 있다는 것은 모두에게 잘 알려진 사실이다.

진통제 종류 알기

진통제는 크게 세 가지 종류로 분류해 볼 수 있다. 첫째, 타이레놀 같은 단순한 진통제가 있고 둘째, 비스테로이드성 소염 진통제가 있다. 아스피린을 비롯해 이부프로펜, 인도메타신, 피록시캄, 나프록센, 알리브 등이 그것이며, 최근에 나온 셀레브렉스와 비옥스도 이에 속한다. 셋째는 마약성 진통제로, 오피오이드 수용체를 매개로 작용하는 약물들이다. 이러한 약제들은 환자가 느끼는 통증의 원인 질환, 환자의 병력, 증상의 정도에 따라 단독 또는 병합 요법으로 사용할 수 있다. 이러한 비스테로이드성 약제들은 항염 작용, 진통 작용, 해열 작용 등을 한다.

콕스 효소와 소염제 부작용

비스테로이드성 소염 진통제는 주로 류머티즘 또는 퇴행성 관절염, 그리고 근육통, 수술 후 통증, 암 환자의 통증, 신경통 치료제로 쓰이고 있다. 관절염의 치료 목표는 관절의 염증을 조절하여 통증을 완화시켜 관절 파괴를 예방하는 데 있다. 염증이 있는 곳에서는 지질 성분인 여러 종류의 프로스타글란딘이 합성되는데, 이 프로스타글란딘은 세포 내에 있는 아라키돈산으로부터 합성되며, 이 합성 과정에 〈콕스〉라는 효소가 관여한다.

소염 진통제는 이 콕스의 작용을 억제하여 프로스타글란딘의 합성을 저해하는데, 프로스타글란딘의 생성을 억제함으로써 항염 및 진통 효과를 나타내게 되는 것이다.

그러나 콕스는 관절뿐 아니라 위장, 혈관, 신장 등에도 존재하며

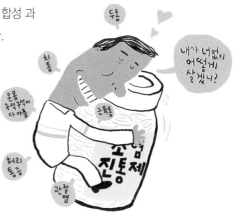

여러 가지 생체 현상을 보호하는 중요한 작용을 하기도 한다. 그러므로 소염제로 인해 위장의 프로스타글란딘 생성이 억제되면 위 점막에 쉽게 손상이 생겨 위염과 위궤양을 일으킬 우려가 있다. 아스피린이나 소염 진통제가 위장 장애를 일으킬 수 있다는 것은 잘 알려진 사실이다. 이외에도 소염 진통제로 인한 부작용은 피부, 신장, 조혈계, 간 등에서 나타날 수 있으므로 세심한 관찰 아래 복용되어야 할 것이다. 콕스는 콕스-1과 콕스-2, 두 가지 유형으로 나뉜다. 여기서 콕스-1은 위 점막을 보호하는 역할을 하고, 염증이 생기는 곳에 유발되는 효소는 콕스-2다. 그러므로 콕스-2만 억제하면 위장에 피해를 주지 않고 통증을 감소시킬 수 있다는 이론이 확립된다.

여기서 다시 소염 진통제는 콕스-1과 콕스-2를 억제하는 원리에 따라 쉽게 두 종류로 구분해 볼 수 있다. 기존의 통상적인 소염 진통제(로딘, 피록시캄, 설린닥, 인도메타신 등)는 콕스-1과 콕스-2를 모두 억제해서 염증을 줄일 수는 있으나, 위를 보호하는 작용을 하는 콕스-1도 억제하기 때문에 위 점막에 손상을 일으킬 수 있다.

이렇게 기존 소염제가 콕스-1과 콕스-2를 모두 억제하는 것에 비해, 최근 개발된 셀레브렉스는 콕스-2만을 선택적으로 억제하기 때문에 위 점막 손상 등의 부작용을 줄일 수 있다. 다시 말해서 셀레브렉스는 이부프로펜과 같은 기존의 소염제와 유사하지만, 부작용 측면에서는 위장관 출혈의 위험을 감소시키는 장점이 있다. 그러나 위장관 안전성이 개선되긴 했지만 셀레브렉스도 위 점막을 손상시켜 출혈을 일으킬 수 있다는 점을 명심해야 한다.

위염과 궤양의 발생을 예방하는 방법 중 하나로 위산 분비 억제제와 소염제를 병행하는 것이 있는데, 이러한 예방법은 좋은 효과를 보여 주고 있다. 과거에 소화성 질환 병력 및 위험 요인이 있었거나 소염제 복용 중 위의 증상이 나타난다면, 전문의와 상담하여 소염제 부작용에 대비하여야 한다.

소화성 궤양

소화성 궤양 질환은 위장 내과 분야에서 가장 큰 비중을 차지하고 있는 질환이다. 전 세계적으로 많은 인구가 궤양성 질환과 그와 관련된 복합성 질환으로 고생하기 때문에 궤양 질환은 매우 중대한 건강 이슈로 부각되곤 한다.

__소화성 궤양의 여러 요인들

궤양은 위에서 강력한 염산이 과다 분비되어 생긴다는 설이 1970년대까지 유행했지만, 실제로 십이지장 궤양을 앓고 있는 환자들을 검사해 보면 30~40퍼센트에 달하는 환자만이 위산 과다임이 밝혀졌다. 특이한 것은 위 궤양 환자 대부분의 위산 분비는 정상이었고, 오히려 산의 분비가 적은 경우도 있었다는 사실이다.

소화성 궤양이 산과 펩신의 존재로 유발된다면 어째서 적게 분비되는 사람에게서도 궤양이 생기는지 의문이 제기될 수 있는데, 이것은 위 점막의 방어력이 저하된 사람의 경우일 것이다. 다시 말해 위에서 분비되는 산의 공격력과 위 점막의 여러 방어적 요소를 저울질했을 때, 산이나 펩신의 양이 다소 적다고 해도 상대적으로 점막의 방어력보다 강하면 궤양이 나타날 수 있다. 즉, 산을 분비하게 하는 요소들과 위 점막의 방어력을 낮추는 여러 요소들이 바로 소화성 궤양의 근원이 되기도 한다는 것이다. 위 점막의 건강을 해치는 요소로는 헬리코박터균과 위산 외에도 담배, 스트레스, 아스피린 및 여러 소염 진통제 등을 배제할 수가 없다.

위 점막과 관계되어 있는 여러 기관에 존재하는 면역 체계 그리고 방어 요소들이 불리하게 변화될 때, 염증은 물론 궤양성 질환까지 일으킬 수 있다. 더나아가 감염 상태가 수년에 걸쳐 지속되면 위 점막 세포의 변질이 나타날 수 있으며, 여기에 여러 불리한 복합적 요소가 존재할 경우 암 질환이 생겨날 수 있다.

헬리코박터균에 감염된 많은 사람 중 어떤 사람은 심각한 소화성 질환에 걸리는 반면, 다른 사람들은 아무렇지 않은 이유에 대한 확실한 대답을 하기는 어렵다. 하지만 각자가 지니고 있는 여러 면역, 방어력 요소가 다르기 때문이라고 추정할 수는 있을 것이다.

__헬리코박터균과 소화성 궤양

헬리코박터균에 대해서는 모르는 사람이 거의 없을 정도로 헬리코박터균과 소화 질환에 대한 정보는 이미 많이 알려져 있다. 심지어 헬리코박터균이 마치 각종 위장병의 원인인 것처럼 잘못 인식되어 있기도 하다. 예를 들어

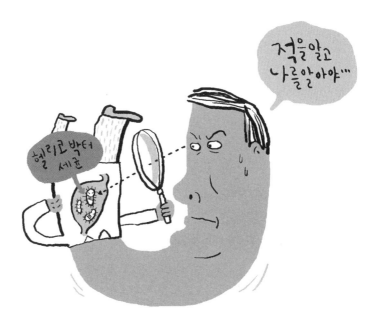

신문이나 여러 매체를 통해 보면, 위염이나 위궤양, 각종 소화 불량, 복통, 속 쓰림, 스트레스성 변비, 심지어는 만성 설사, 구토증 등과 같은 질환도 헬리코박터균에 의해 유발된다는 이야기가 있을 정도다. 이와 같은 설을 내걸고 있는 많은 건강 식품이나 약제들이 소화 장애를 겪는 일반인들을 현혹시키고 있다.

물론 헬리코박터균과 소화성 궤양과 같은 특정한 소화 질병이 관련되어 있는 것은 엄연한 사실이다. 하지만 모든 소화기 질환들을 헬리코박터균과 관련시켜 그럴싸한 약제를 제조해 팔려는 상업주의에 많은 사람들이 희생되고 있다. 이런 관점에서 볼 때, 헬리코박터균과 위장 질환에 대한 올바른 인식이 절실하다.

헬리코박터균이 처음 위 점막에서 발견된 것은 1930년대지만, 어떠한 질환과 관련되었는지는 1982년 이후에야 밝혀지기 시작했다. 올챙이 꼬리 형태를 한 헬리코박터균은 위 점막에 기생하며, 아직 잘 파악되지 않은 여러 과정을 통해 위염과 소화성 궤양을 유발시킨다. 세계 인구의 50퍼센트 정도가 이 세균에 감염되어 있다고 하니, 아마도 세상에서 가장 만연하는 세균성 감염 질환이라 해도 과언이 아닐 것이다.

헬리코박터균과 관련된 소화성 궤양은 현대인과 너무나도 밀접한 병이다. 또 모든 소화 기관을 통틀어 가장 빈번히 발생하는 질환 중 하나이기도 하다. 궤양은 특유한 고유 증세가 없다. 흔히 볼 수 있는 증세로는 위 부위에서의 불편함인데, 통증을 심하게 느끼는 환자가 있는가 하면 전혀 증세가 없는 환자들도 많다. 일반적인 증세로는 소화 불량과 함께 메스꺼움, 식욕 부진, 체중 감소 등이 나타날 수 있으며, 양성 잠혈변 반응 및 빈혈도 일으킬 수 있다.

궤양은 치료된 다음에도 재발할 가능성이 매우 높기 때문에 1980년대까지만 해도 궤양 때문에 병원에 입원하는 환자들이 많았다. 지난 20여 년 동안 궤양을 정확히 진단할 수 있는 내시경 검사는 물론, 다양한 치료제의 개발 덕분에 궤양 치료에 많은 발전을 보여 왔다. 이 중에서도 특히 주목해야 할 발전은 헬리코박터균과 궤양의 관계에 대한 연구 실적을 꼽을 수 있다.

최근 연구 조사 통계로는 위궤양의 50~60퍼센트, 십이지장 궤양의 70~80퍼센트 정도가 헬리코박터균 감염과 관련 있는 것으로 알려졌다. 10년 전만 해도 십이지장 궤양 환자들은 거의 다 헬리코박터균에 감염된 것으로 파악되었지만, 최근의 조사 결과에 따르면 십이지장 궤양 중 소수 (20~30퍼센트)는 헬리코박터균과 무관한 것으로 밝혀졌다. 과거에는 소화성 궤양 질환의 재발 가능성이 높았지만, 헬리코박터균을 박멸한 후에는 재발이 크게 줄어들었다.

만성 소화 불량의 원인이 될 수도 있는 이 세균은 위암과도 간접적으로 연관 있다. 이유인즉, 감염자가 비감염자에 비해서 위암에 걸릴 확률이 네 배 이상 높다는 역학적 연구가 인정받고 있기 때문이다. 물론 헬리코박터균에 감염된 사람이 위암에 걸릴 확률은 그리 높지 않지만, 한국인의 암 등록 조사 결과 수위를 차지하는 것이 바로 위암이라는 사실을 알고 있는 우리로서는 헬리코박터균과 위암의 관계를 무시할 수 없다. 미국 성인의 경우에는 약 30~40퍼센트가 채 안 되지만 한국 성인의 경우는 얼마 전까지만 해도 70~80퍼센트 정도가 감염된 것으로 추정되었다. 그러나 최근 여러 조사 발표에 의하면 헬리코박터 감염률이 지속적인 감소세를 보이고 있는데, 이는 건강 검진에 대한 의식이 높아지고, 헬리코박터균에 대한 치료가 확산되었기 때문으로 분석되고 있다. 헬리코박터균은 오염된 물질에서 입으로, 아니면 입에서 입으로 전파될 수 있다. 그러므로 오염된 음식물을 통해 전염된다는 설이 가장 유력하다. 즉, 비위생적인 생활 습관이 균을 전파할 수 있다.

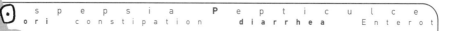

■ 소화기의 천적, 담배

담배 한 대 피우니 소화가 절로 되더라?

한국인들 사이에 흡연은 늘 커다란 건강 문제로 대두되어 왔다. 그도 그럴 것이 폐암을 비롯한 흡연과 관계된 여러 질환의 발병률이 해를 더할수록 상향 곡선을 그리고 있기 때문이다. 몇 해 전만 해도 대한민국 성인 남자의 흡연율이 세계 1위였다는 통계는 이러한 현실을 뒷받침해 주고 있다.

소화기의 천적, 담배

소화기 내과 전문의로서 필자는 많은 환자들과 상담을 할 때 늘 한 가지 흥미롭게 느끼는 점이 있다. 이는 〈술을 어느 정도 마시면 위에 해롭나요?〉라고 물어오는 환자는 많은 반면, 담배가 소화 기관에 미치는 영향이 어떤지를 문의하는 환자는 별로 없다는 사실이다. 다시 말해, 우리에게는 흡연과 관련된 소화기 질환에 대한 인식이 부족하다는 것이다. 담배는 폐, 후두, 심혈관 등의 기관에 좋지 않은 영향을 미치는 것은 물론, 식도와 위장, 췌장 등에도 커다란 손상을 가져다줄 수 있다. 그 이유는 여러 가지가 있는데, 하나씩 살펴보기로 하자.

첫째, 담배의 성분 중 하나인 니코틴은 위와 식도 사이에 있는 괄약근을 이완시켜 위에서 분비된 염산이 식도로 쉽게 역류되게 하여 식도 질환을 유발시킨다. 이로 인해 통증을 느끼는 것은 물론 심한 경우에는 궤양이 생길 수도 있으며 이것이 오래 방치되면 식도가 좁아져 음식물이 쉬 내려가지 않는 증상이 나타나기도 한다. 둘째, 담배는 위에서 염산 분비 작용을 촉진시켜 위산 과다를 일으킬 수 있으며 나아가서는 염증과 궤양이 발생할 확률을 높인다. 셋째, 담배는 위 점막의 혈류를 감소시켜 위 점막의 방어력을 약화시킨다. 이렇게 되면 세균 감염은 물론 염증과 궤양이 유발되기 쉽다. 뿐만 아니라 이러한 질환의 회복도 늦추게 한다. 치료된 다음에도 재발 가능성은 높기 마련이다.

넷째, 식도암 발생률을 높인다. 다섯째, 담배는 췌장에서 만들어져 분비되는 여러 소화 효소의 작용을 방해하여 소화에 불편함을 초래할 수 있을 뿐만 아니라 췌장암 유발의 위험 요인이기도 하다.

담배가 소화 기관에 미치는 악영향은 또 있다. 흡연자는 비흡연자에 비해 소화성 궤양에 걸릴 확률이 높다. 만약 궤양이 생겼을 때 담배를 계속 피운다면 완치가 어렵다. 설사 치료되었다 하더라도 궤양의 재발 가능성은 담배를 피우지 않는 사람보다 몇 배 이상 된다. 소화성 궤양으로 인한 수술 환자의 대부분은 다른 계통의 만성 질환 환자가 아니면 흡연자라는 사실을 유념해야 한다.

이뿐만이 아니다. 벌써 수년에 걸쳐 언론 매체를 통하여 잘 알려진 바와 같이, 위 점막에서 기생하면서 직간접적으로 위염과 십이지장 궤양 및 위궤양 등을 유발시키는 원인 균으로 밝혀진 헬리코박터균 감염은 흡연자의 경우 그 치료가 어렵다. 이것은 아마도 세균 감염으로 인한 위 점막의 방어력 저하와 흡연으로 인한 위 점막의 불리한 면역, 방어 요소 들이 복합되었을 때 일어나는 현상이라 볼 수 있을 것이다. 헬리코박터균에 감염된 상태가 오랜 세월 지속되었을 경우에는 위 점막 세포에 변질이 나타날 수 있으며, 여기에 여러 불리한 복합적 요소가 존재했을 때 암 질환이 생겨날 수 있다는 설은 벌써 인정받은 지 오래다. 이러한 통계를 통해 흡연이 폐와 심장뿐만 아니라 소화 기관에도 얼마나 해로운지 다시 한 번 절실히 깨닫게 된다. 우리는 환경 오염 문제나 늘 사먹는 음식물에는 꽤 민감한 반면, 우리가 직간접적 흡연으로 들이마시는 수많은 발암 물질과 화학 물질들에 대해서는 덜 민감한 듯하다. 스트레스를 풀기 위해 피우는 담배가 우리 신체에 가하는 스트레스는 보다 더 큰 차원의 스트레스인 것을 깨달아야 할 것이다. 금연을 위해서 니코틴 패치나 널리 효과를 인정받고 있는 여러 약제를 복용하는 것도 좋겠지만, 무엇보다 중요한 사항은 금연하고자 하는 흡연자 자신의 강한 의지와 지혜다.

y s p e p s i a   **P** e p t i c u l c e r
P y l o r i   c o n s t i p a t i o n   d i a r r h e a   E . C o l i
c   **g a s t r i t i s**   H e l i c o b

헬리코박터 파일로리

__고정 관념을 깬 이야기

헬리코박터 파일로리 연구 성과로 오스트레일리아의 의학자 배리 마셜과 로빈 워런이 2005년 노벨 생리의학상을 수상했다. 소화성 궤양뿐만 아니라 헬리코박터 파일로리는 위암, 특히 위 임파선 종양과 밀접한 관련이 있다. 이렇게 세균과 종양의 관련성을 발견함으로써 헬리코박터 연구는 암 질환을 치료하는 데도 큰 공헌을 한 셈이다.

위염 및 위궤양, 십이지장 궤양 발병 원인이 박테리아 감염에 의한 것이라는 사실을 규명하는 데 단초를 제공한 이는 워런 박사다. 병리학자인 워런은 생체 검사를 통해 위 점막에 구부러진 형태의 조그만 박테리아가 기생하고 있음을 발견하고 박테리아가 관찰된 위 점막 가까이에서 염증이 나타나는 것 또한 처음으로 관찰하게 되었다. 이에 약 100명의 환자를 검사해 본 결과 특정 유기체, 즉 헬리코박터균이 모든 위염과 위궤양, 십이지장 궤양 환자에게 존재한다는 것을 발견했다. 이 결과를 토대로 1983년 헬리코박터균이 소화성 궤양 질환에 연루된다는 가설을 의학계에 처음 제안했다. 마셜 박사는 위 점막의 조직을 떼어 내어 균의 배양에 성공했다. 마셜은 헬리코박터균을 치료할 수 있는 방법을 찾기 위해 스스로 이 균을 먹어 급성 위염을 앓기까지 했으며 그 후 여러 항생제를 먹고 나서 증세의 회복과 헬리코박터균의 박멸을 증명하였다. 즉, 특정 미생물과 특정 질병 사이의 인과 관계를 설명하는 코흐의 가설Koch's Postulate 그 자체를 증명했다고도 볼 수 있다. 위험을 무릅쓰고 자기 자신을 실험용으로 써가며 연구한 그야말로 흥미로운 일화다.

마셜과 워런 두 의학자가 이끈 헬리코박터균 연구의 과학성도 높이 평가해야겠지만, 이 연구에서 보다 중요한 것은 고정 관념을 깼다는 데에 있다. 1980년까지도 학계에서는 〈위에는 강한 위산이 있어 아무런 미생물도 자라날 수 없다〉라는 말이 정설인 양 받아지고 있었다. 이러한 상황 아래 워런 박사의 〈위 속에 균이 살고 있다〉라는 주장은 당시 학계에서 도전적 행위로 인식되었다. 어떻게 보면 〈위 속에는 강한 위산 때문에 아무런 생물도 살 수 없다〉라는 생각은 옛날부터 뿌리 깊게 각인되어 왔던 하나의 고정 관념이었는지 모른다. 위 점막에서 세균을 발견한 것은 워런 박사가 처음이 아니다. 지난 100년 동안에도 병리 검사에서 위 점막 안에서 세균을 본 적은 여러 차례 있었고 발표되기도 했다. 그러나 대부분 위 점막의 세균을, 검사하는 과정에서 인공적으로 오염된 것으로 가정했으며, 세균을 분이 하여 배양할 생각은 미처 못했던 것이다. 위대한 발견은 고정 관념을 깨는 데에서 비롯된다고 해도 좋을 듯싶다.

＿궤양은 감염 질환?

헬리코박터 연구는 또 하나의 고정 관념을 깼다. 20년 전까지만 해도 〈위산이 없으면 궤양도 없다*no acid, no ulcer*〉라는 말이 있듯이 위산은 궤양의 근본적인 원인으로 인정되어 왔다. 그러나 워런과 마셜의 연구는 궤양을 헬리코박터균에 의해 생길 수 있는 하나의 감염 질환으로 입증한 셈이다. 우리 주위에서 흔히 이런 말을 하고 듣는 것을 본다. 〈가까이 오지 마세요, 궤양 옮길라*Stay away from me, you are giving me an ulcer.*〉 이 말은 궤양이 스트레스에서 온다는 뜻이지만, 자세히 생각해 보면 궤양이 감염 질환이라는 뜻도 내포하고 있다. 심한 독감에 걸린 사람을 피하듯이 〈내 옆에 오지 마라, 궤양 옮길라〉라는 말은 감염될 수 있으니 내 옆에 가까이 오지 말라는 말처럼 들릴 수 있다. 흥미롭게도 일상생활에서 하던 이 말은 소화성 궤양이 하나의 감염 질환인 것을 줄곧 힌트해 온 셈이라고나 할까?

＿진단 방법

헬리코박터균에 감염되었는지 여부를 파악하는 데는 여러 가지 방법이 쓰인다. 첫 번째로 혈청학적 검사가 있는데, 이는 세균 감염 시 면역 반응으로 생겨난 항체를 측정하는 방법으로서, 일반인들을 대상으로 스크린할 때 쉽고 간편한 진단 방법으로 쓰인다. 여기서 말하는 항체는 B형 간염에서 볼 수 있는 표면체 항체와 같은 보호 항체가 아니라, 세균이 현재 몸에 들어와 있거나 최근까지 있었다는 일종의 증거에 불과하다. 이 검사의 약점은 위양성 결과가 종종 나타날 수 있다는 것인데, 이유인즉 치료를 해서 세균이 박멸된 다음 항체 수치가 조금씩 떨어지더라도 한동안 혈액에 남아 있기 때문이다. 또한 인체에 있는 다른 세균과 교차 반응 현상을 일으킬 수 있으므로 위양성 결과를 초래할 수 있다. 그러므로 혈액 검사에서 양성 반응이 나왔을 때는 치료에 앞서 의사의 각별한 분별력이 동원되어야 한다. 혈청학적 항체 검사는 과거에 치료받은 적이 없는 환자가 감염되어 있는지 선별할 때에는 좋지만 치료된 것을 확인하는 테스트로는 적절하지 않을 수 있다.

두 번째로 신속 요소 반응 검사(UBT)가 있는데, 이는 환자에게 전혀 해가 되지 않을 정도의 소량 방사선 카본(동위원소 13탄소)이 붙어 있는 요소(尿素)라는 물질을 섭취하게 한 뒤 30분 후에 환자의 호흡을 분석하여 감염 유무를 밝히는 검사로서, 대변 검진 방법이 나온 후로는 편의상의 이유로 비교적 덜 사용되는 편이다.

세 번째로, 대변 검사가 있다. 대변 검사는 변에서 헬리코박터 세균의 항원을 검출하는 검사로서 검진 당시 환자가 세균에 감염되어 있는지를 알아낼 수 있다. 이 검진 방법의 유리한 점은 혈청학적 검사와 달리 위양성률과 위음성률 모두 낮을뿐더러 내시경 검사나 신속 요소 반응 검사에 비해 비침습적인 이유로 많이 사용되고 있다.

마지막으로, 내시경 검사를 통한 조직 검사가 있다. 위 점막의 조직을 관찰함은 물론, 헬리코박터균의 유무를 직접 판단할 수 있기 때문에 정확도가 가장 높은 검사다. 내시경 검사는 단순히 헬리코박터균의 감염 유무만을 판단하는 것이 아니고 위의 점막 상태를 관찰하여 헬리코박터균과 무관한 심한 궤양 질환이나 암 질환의 진단에 꼭 필요한 검진 방법이 아닐 수 없다.

누구나 이러한 검진을 받을 필요는 없겠지만, 특히 40대 이상에서 증상이 있을 때는 꼭 한 번 전문의에게 검사를 받아 볼 것을 권하고 싶다.

__헬리코박터 치료

치료 방법에는 여러 가지가 있는데, 가장 효과가 좋은 방법은 위산 분비 억제제와 두 가지의 항생제(비악신, 아목시실린이나 플라질)를 2주일간 병용하는 것으로, 현재 90퍼센트 이상의 치료 효과를 보이고 있다. 가끔 세균이 항생제에 내성을 가져 쉬 박멸되지 않는 경우가 있는데, 이럴 때는 항생제를 바꿈으로써 좋은 효과를 기대할 수 있다. 그러나 약의 부작용 및 치료 실패 시 동반될 수 있는 항생제 내성 문제도 감안해야 한다.

__헬리코박터 꼭 치료해야 하나?

뉴욕에 살고 있는 43세 주부 김씨는 지난 1년간 속이 더부룩하고 때로는 식사 후 큰 불편함을 겪다가 결국 위 내시경 검사를 받았다. 유관상으로는 아무런 이상도 발견되지 않았지만 조직 검사상 헬리코박터 파일로리 만성 활동성 위염이라는 진단을 받았다. 의사는 2주일간 항균 항생제 두 가지를 병용하는 요법을 처방했지만 주위에서 〈약 먹을 필요 없다〉는 말을 듣고 아직 주저하고 있는 상황이었다. 현재는 위산 분비 억제제인 오메프라졸을 먹어 증세가 좀 나아진 셈이다.

위와 같은 이야기는 우리 주위에서 흔히 듣는다. 문제는 헬리코박터 파일로리를 반드시 치료해야 되느냐 하는 것이다. 김씨의 경우는 비교적 간단하다. 불편한 증세가 있으니 치료해야 된다고 생각하는 데에는 어느 의사도 의의를 표하지 않을 것이다. 문제는 김씨와 달리 아무 증세가 없는데 헬리코박터 파일로리가 발견되었을 경우다. 많은 전문의들은 약의 부작용과 치료시 발생할 수 있는 항생제 내성 발현 문제 때문에 치료를 권하지 않는 경우가 있다. 물론 감염률이 높은 한국에서는 국가적 차원에서 볼 때 의료비용도 만만치 않다.

그러나 위염과 위암 발병률이 높은 한국에서는 헬리코박터 치료에 대해 간과할 수 없는 형편이다. 치료 후 멸균하면 재감염률이 2퍼센트 미만으로 낮은 편이다.

물론 공중위생을 통해 더 효과적으로 감염을 차단하면 감염률을 더욱 줄일 것으로 예상한다. 치료하고 안 하고는 의사의 추천 아래 결정할 일이지만, 약의 부작용과 항생제 내성 발현 문제가 적을 경우에는 증세가 없다 하더라도 헬리코박터 파일로리 감염이 확인되면 치료할 것을 추천한다.

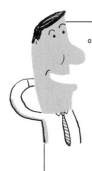

■ 헬리코박터 치료 후 언제 검사를?

올해 47세 되는 회사원 박씨는 낙담한 표정으로 병원을 찾아왔다. 이유인즉, 4개월 전 내시경 검사를 통해 헬리코박터 세균성 활동성 위염이라는 진단을 받고 2주일간 치료를 받았는데, 3개월 후에 혈액 검사를 해보니 아직 세균이 죽지 않았다는 것이었다. 즉, 혈액 검사를 해보니 헬리코박터균에 대한 항체가 아직 많이 남아 있으니 재치료를 해보라는 권고를 받았다는 말이었다. 여기서 잘못된 점 한 가지를 우선 지목해 볼 수 있다. 헬리코박터균 치료 후 1년 안에 혈액 검사로 세균의 감염 유무를 판단하는 것은 좀 무리라는 점이다. 왜냐하면 혈액 검사로 나오는 헬리코박터균에 대한 항체는 박테리아가 다 박멸된 후에도 한동안 몸에 남아 있을 수 있기 때문에 위양성의 결과를 초래할 수 있다. 즉, 이런 상황에서는 항체가 있다고 아직 세균이 몸에 남아 있다고 볼 수는 없다. 만약 항체 반응이 음성이라면 치료되었다고 단정할 수 있지만, 항체 반응이 양성일 경우에는 아직 세균이 남아 있다고 판정할 수 없다. 치료 후 항체 반응이 음성화되는 시기는 사람마다 각기 다르다. 어떤 환자들은 만 4~6개월 안에 음성화되는 경우도 있지만, 원래 항체의 농도가 높았던 환자들은 1~2년이 지나도 항체 반응이 양성으로 나타나는 경우를 본다. 그러므로 치료 후 4개월 안에 꼭 검사해야 한다면 혈액 검사보다는 대변 검사나 요소 호기 검사를 추천한다.

세균 박멸이 능사는 아니다

첫째, 모든 위염과 소화성 궤양이 헬리코박터균과 관련 있지는 않다. 다시 말해, 헬리코박터균 없이도 다른 요인으로 인해 위염과 소화성 궤양은 언제든 발병할 수 있다.

둘째, 명심해야 할 것은 헬리코박터 파일로리 보균자가 겪는 불편한 속 증세는 헬리코박터균 자체에서 오는 것이 아니라, 세균과 관련될 수 있는 어떤 유기적 소화 질환에 근거를 두고 있다는 것이다. 이것은 전문의와의 상담과 신체검사 및 혈액 검진(세균 항체 검사 외)을 통해 결론 내릴 수 있는데, 어떤 때는 환자의 증세를 이해하는 것보다 환자의 세균 항체 검사 결과에 너무 치우쳐 처방이 내려지는 때도 있다. 다시 말해 세균을 박멸시키면 증세가 없어지리라 믿고 정밀 내시경 검사를 받지 않고 약이 처방되는 경우다.

이것은 위험한 결과를 초래할 수도 있다. 왜냐하면 증세를 일으키는 것은 세균 자체가 아니라 세균과 관련 있을 수 있는 질환(위염, 소화성 궤양, 암) 또는 세균과 무관한 위산 과다 및 역류성 식도 증후군 등이며 이들은 단순한 혈액 검사로는 알아낼 수 없기 때문이다. 특히 생활습관병이 많이 발견되는 40대부터는 환자의 증세에 대한 확실한 진단이 매우 중요하며, 이러한 진단 과정이 위장 내과 전문의와의 상담과 검진 아래 충실히 이루어진다면 더욱 이상적일 것이다.

y s p e p s i a **P** e p t i c u l c e r
Pylori constipation diarrhea **E. Coli**
c **g a s t r i t i s** H e l i c o b

위암

72세인 김씨는 5년 만에 내시경 검사를 받았다. 고혈압과 고지혈증으로 약을 복용하고 있는 그는 가끔 과식을 한 후 배가 좀 더부룩해지는 것 외에는 별다른 증세가 없었다. 내시경상 경미한 미란성 위염이 보였을 뿐 특정 부위의 이상은 없어 보였다. 그러나 위 부위를 조직 검사한 결과 말트 림프 종양MALTOMA으로 판정되었다. 위 림프종은 악성 위암의 한 종류로서, 늦게 발견되면 치료하기 매우 힘든 질환이다. 김씨의 림프종은 헬리코박터 파일로리 감염으로 생긴 말토마라는 림프종으로, 악성도가 비교적 낮은 암이며 극히 소수의 위암 환자에게서 발견된다. 김씨는 2주일간 헬리코박터 파일로리 치료를 받았고, 두 달 후 내시경 조직 검사상 림프종이 완치되었음을 확인했다. 결국 김씨의 경우 2주일 헬리코박터 파일로리 치료로 위암이 완치된 셈이다.

대부분의 위암은 김씨의 림프종과 다른 선암*Adenocarcinoma*이다. 선암은 비교적 악성도가 높으며 항암 치료도 잘 안 드는 경우가 많다. 위암은 한국 남성의 경우 가장 발병률이 높은 암이므로 조기 진단이 매우 중요하다. 위암에는 뚜렷한 증세가 없다. 배 주위의 거북함, 통증, 식욕 부진, 체중 감소, 소화 불량, 궤양으로 인한 출혈 등이 나타날 수 있지만, 이러한 증세가 보였을 때는 이미 암이 많이 진전된 상태다.

이렇게 초기에는 증세가 거의 없으며 위암과 유사한 증상을 나타내는 소화성 질환들이 많기 때문에 위암을 조기 발견 하기는 매우 어렵다. 또한 우리나라에서는 소화제나 위장약 등을 손쉽게 구입해 남용, 오용하는 환자가 비교적 많은 편이고, 자가 처방하는 경향이 있어 병을 키우는 경우가 많다. 따라서 조기 위암에 대한 계몽과 인식은 예방 차원에서 절실하다.

__높은 위암 발병 원인

모든 암 질환 중에서 아직 발생 빈도의 수위를 차지하는 위암은 35세를 전후 연령에서 급격히 증가하며, 1960~1970대 후반까지 지속되었다. 우리나라는 일본과 함께 세계에서 가장 높은 위암 발생률을 보인다.

한국인들이 이렇게 높은 위암 발병률을 보이는 원인은 무엇일까? 모든 성인 질환의 유발 요인을 분석할 때는 유전과 환경적인 요소들을 들추어 볼 필요가 있다. 벌써 오래전 이야기지만, 하와이 거주 일본인들을 대상으로 한 역학 조사에 따르면, 이민 1세의 위암 발생률은 일본 본토인들과 같은 반면, 3세의 경우에는 미국인의 위암 발생률과 비슷한 수치가 나타났다. 이것은 선천적인 요인보다 환경적인 요인이 더 중요하다는 것을 반증해 주는 자료가 되었다.

환경적 요인 중에서도 가장 중요한 것은 음식물이다. 첫째로 질산염 계통의 나이트로소아민이라는 발암 물질이 함유되어 있는 채소 및 음식물을 들 수 있다. 특히 훈제된 육류나 생선에서 방부제 성분인 질산염이 검출되며, 이는 음식물에 많은 여러 화학 성분과 결합하여 장내 세균 작용에 의해 나이트로 계통의 발암 물질을 생성할 수 있다.

둘째로 맵고 짠 음식을 들 수 있다. 1930년대까지만 해도 미국에서 가장 흔한 암이었던 위암이 지금은 점차 감소해 암 발생률 10위 안에 가까스로 들어가 있는 것은, 아마도 염장법을 더 이상 필요로 하지 않으며 식품을 신선하게 보존할 수 있는 냉장고의 등장과 깊은 관련이 있다고 본다. 반면, 우리나라와 일본은 아직 전통적인 염장법 및 요리 방법을 지속적으로 사용하고 있기 때문에 염분에 의한 해로운 영향을 받고 있다고 볼 수 있다. 이외에도 위험 요인이 있는 음식물로는 불에 태운 음식 종류(고기, 생선 구이)를 들 수 있다.

셋째로 만성 위축성 위염, 위장 폴립, 방사선, 흡연, 헬리코박터균 감염 외에 여러 확정되지 않은 유전 인자 등을 위험 요인으로 들 수 있다. 특히 헬리코박터균은 모든 위암 발병의 80퍼센트 정도가 관계되어 있으므로 위암의 주요 원인 균으로 알려져 있다. 한 가지 주목해야 할 사실은, 지난 50년간 미국 내의 통계에서 위암 발병률이 떨어진 것은 사실이나, 최근 위의 윗부분(분문)에서 발견되는 위암의 발병률은 증가했으며, 이러한 증가는 헬리코박터균의 영향에 의한 것으로 이해되고 있다. 따라서 이 사실은 헬리코박터균의 감염률이 높은 우리 한국인들에게 중요한 정보가 아닐 수 없다.

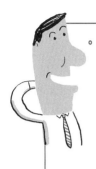

■ 미국에는 훼스탈이 없다?

소화제 남용의 문제점

하루는 연세가 지긋한 환자가 병원으로 찾아왔다. 이유인즉, 최근 미국에 방문차 왔는데 소화가 잘 안 돼 불편함을 느낀다고 했다. 이제까지 80 평생을 살면서 소화 불량이 이렇게 오래간 적이 없었는데 이제는 식사를 한 후 체기가 오래도록 가시지 않아 식사 시간이 별로 반갑지 않을 정도라는 말이었다. 그러면서 미국에도 좋은 소화제가 있을 터이니 하나 처방해 달라는 요청이었다.

함께 온 부인은 〈이이는 밥을 너무 빨리 먹어서 그래요. 그러니 소화가 제대로 될 리 있겠어요?〉 하고 거들었다. 〈아, 소나기밥을 드시는군요〉 하고 나는 당시 진료를 받던 다른 환자가 한 말을 인용하며 아는 척을 했다. 그랬더니 노인의 말이 걸작이었다. 〈소나기밥이면 괜찮게. 나는 번개 밥이외〉라고 은근히 자랑(?)하는 것이 아닌가? 물론 환자가 만들어 낸 말이긴 하지만, 밥 두 그릇 정도는 몇 분 안에 해치울 정도로 빨리 식사를 한다는 표현이었다. 늘 이렇게 생활해 왔는데 이제는 밥 한 그릇을 아무리 천천히 먹어도 속에 얹혀 안 내려간다는 불평이었다. 우리나라 같으면 〈훼스탈〉이라도 먹으면 될 텐데 미국에는 어떤 소화제가 있느냐는 질문이었다. 노인은 1주일 후에 결국 내시경을 포함한 정밀 검진을 했고, 그 결과 아스피린 복용과 관련된 양성 위궤양으로 진단이 내려졌다. 필요한 치료를 받자 증상은 이내 사라졌다.

소화제 남용으로 뒤늦게 발견되는 위암

미국에는 한국같이 〈훼스탈〉이나 〈속청〉 같은 소화제가 시중에 많지 않기 때문이다. 특정한 환자들을 제외하고는 소화 효소제나 위장 운동을 촉진시키는 〈건위제〉들을 별로 처방하지 않는다. 기껏해야 제산제나 위산 분비 억제제를 처방할 뿐이다. 특히 위장 내과 전문의 입장에서는, 환자가 소화 기관의 특정 일부를 수술받았거나 아니면 위, 간과 췌장의 작용이 미진하여 꼭 약이 필요한 경우를 제외하고는 효소제나 건위제를 권하지 않는 편이다.

대부분의 사람들이 소화제에 친숙한 것은 사실이지만, 아마 우리 한국인들보다 더 소화제를 많이 복용하는 사람들도 없을 것이다. 일반적으로 우리가 아는 소화제란, 음식물을 먹은 후 오랜 시간이 지나도록 음식물이 위에 지체되어 더부룩하고, 부대끼는 듯한 증세가 있을 때 필요로 하는 약임에 틀림없다. 현대인의 불규칙한 식생활과 라이프 스타일은 물론, 여기에 쌓이고 가중되는 스트레스 등은 우리로 하여금 과식과 지나친 음주를 하게 만들 때가 있다. 지금까지 소화제는 주로 소화가 안 될 때는 물론 과식 또는 음주 전에 미리 챙기는 약으로 인식되어 왔다. 물론 과거에 비해 식생활의 변화와 식이 요법 등으로 소화제 복용이 많이 줄어들긴 했으나, 아직까지 무분별하게 많은 종류의 소화제가 사용되고 있는 것이 현실이다. 심지어 소화제를 식욕이 감퇴하거나 가스 제거 등 아무튼 배가 불편하면 복용하는 약으로 알고 있기까지 하다. 이렇게 소화제가 우리 주변에 일상화되어서 많은 경우 환자는 증상의 원인을 확실히 분석해 보기도 전에 소화제로 자가 처방 하는 경우가 많고, 그러다 보니 심각한 병을 키우는 경우가 적지 않은 것이 현실이다. 그 예로 위암이 있는 악성 위궤양이 있는데도 불구하고 자가 처방하여 오랫동안 소화제 복용을 하다 뒤늦게 위암이 발견되는 경우를 볼 수 있다.

성분과 효능 알기

그렇다면 소화제란 무엇이며, 과연 우리의 생활에서 이렇게 자주 복용되어야 하는 것인지 알아보자. 우리나라의 소화제는 종류에 따라 다르지만 일반적으로 주성분은 소화 효소제로 이루어져 있다. 효소제는 주로 췌장에서 분비되는 아밀라아제, 리파아제, 프로테아제 등으로, 단백질과 지방질들을 분해하는 작용을 한다. 물론 췌장의 기능이 정상이어서 이러한 효소제가 정상으로 분비되는 사람들에게는 약을 복용하는 것이 무용지물일 것이다.

효소제 외에 제산제, 위 운동 촉진제, 가스 제거제 등이 포함되어 있기도 하다. 이러한 복합 성분들이 탄소화 물질, 지방질, 단백질, 그리고 섬유질 등을 분해하는 작용을 한다. 위 안에 음식물이 오래 머물러 있을 때 위산 분비가 강화될 수 있는데, 이러한 위산의 영향으로 더욱더 불편해질 때 제산제나 위산 분비 억제제를 이용해 산성을 중화할 수 있다. 또한 건위제를 통해 무력한 위의 운동성을 촉진시키고 가스를 제거하는 성분들은 일시적으로 도움이 될 수 있다.

습관적 복용의 위험성

많은 사람들의 생각과는 달리 습관적인 소화제 복용은 안전하지 않다. 첫 번째 이유로, 알레르기 반응을 비롯해 불필요한 복용은 습관성 기질을 길러 줄 수 있다. 그러다 보면 생활습관병의 주원인인 그릇된 식사 습관과 라이프 스타일을 고치는 예방 의식을 갖지 못하고, 늘 약에 의존하여 잘못된 습관을 지속시키는 결과를 초래할 수 있다. 다시 말해 불이 난 후에 애써 불을 끄기보다는, 미리 방화에 대한 인식을 넓히고 이를 실천에 옮겨야 한다는 말이다. 〈오늘은 회식이 있으니까 소화제가 필요하겠지?〉라며 미리 예방(?)하는 것은 참된 예방이 아닐 것이다. 그러나 소화제를 남용하지 말라는 말이지, 아예 복용하지 말라는 말은 아니다. 소화제 한두 종류를 비상용으로 챙겨 두는 것은 좋은 방법이다.

두 번째 이유는, 지속적인 약 복용이 심각한 질환의 적신호를 알아차리지 못하게 하여 자칫하면 질병 발견 시기를 늦춘다는 것이다. 배에 가스가 차고 더부룩하며 아프고 식욕마저 줄어든다면, 바로 병원을 찾아야 할 것이다. 아니, 통증이 없더라도 배 부위에서 느끼는 지속적인 불편함의 원인은 검진을 통해 파악해야 할 일이다. 단순한 소화 불량이려니 자가 진단 하여 동네 약국에만 의존하지 말고, 때에 따라서는 전문의에게 정밀 검진을 받아야 한다.

y s p e p s i a   P e p t i c u l c e r
P y l o r i   c o n s t i p a t i o n   d i a r r h e a   E . C o l i
c   g a s t r i t i s   H e l i c o b

__조기 위암 진단

다른 질환과 마찬가지로, 위암은 대부분의 경우 많이 진전되기 전에는 아무 증세를 보이지 않기 때문에 무증상 상태에서의 조기 발견은 매우 중요하다. 조기 위암이란 암의 침윤 정도가 위의 점막 층에 국한되어 있는 경우이고, 근육 층을 넘어 주위 림프절로 침범하였을 때는 진행 위암이라 불린다. 진행성 위암의 5년 생존율은 30퍼센트인 반면, 조기 위암의 5년 생존율은 95퍼센트라는 것을 감안할 때 조기 발견을 목적으로 하는 선별 검사의 중요성은 매우 절실하다.

위암 조기 진단 방법으로는 위 내시경 *gastroscopy*과 위장 조영술 *Upper GI*이 있다. 위장 조영술은 바륨이라는 조영제를 복용한 뒤 환자의 자세를 바꾸어 가며 외부에서 엑스레이로 위장 내부를 간접적으로 조사하는 방법이다. 반면에 위 내시경 검사는 위장 내부를 직접 낱낱이 들여다볼 수 있는 검사로서, 필요에 따라서는 내시경을 하는 도중 세포 조직을 떼어 내 현미경으로 위암 유무를 판가름할 수 있는 장점이 있다. 조기 위암 진단에 대한 정확도는 위 내시경 점검 방법이 위장 조영술보다 훨씬 높다. 조영술에 비해 내시경 검사가 주는 또 하나의 장점은, 내시경 시술 자체가 진단 방법으로 그치지 않고 필요에 따라 치료 방법으로도 쓰일 수 있다는 것이다. 예를 들어, 내시경 검사 도중 출혈 중인 궤양을 발견했다면, 내시경을 통하여 지혈제를 투입한다든가 전기 또는 열을 가하여 지혈시킬 수 있으므로 비상사태를 수습하는 것이 가능하며 심지어는 위급한 환자의 생명도 구할 수 있다.

이외에도 초음파 내시경 검사 *Endoscopic ultrasound*가 있다. 이는 위에 종양이 발견되었을 때 수술에 앞서 종양의 깊이와 정도를 비침습적으로 파악하는 좋은 검진 방법이다. 다시 말해, 종양의 구조적 형태를 정확히 파악함으로써 수술 및 모든 치료를 계획하는 데 큰 역할을 한다. 어떤 경우에는 조직 검사로도 쉽게 판명되지 않는 임파선계 위암이나 증식성 위벽염 위암이 있는데, 이러한 암 질환은 위 점막 안쪽으로는 크게 이상이 안 보이지만 점막 뒤의 벽이 두꺼워져 있음을 알 수 있다. 보통 위 내시경으로는 진단할 수 없으며, 초음파 내시경으로 점막 뒤의 상태를 파악하기 전에는 발견할 수 없다. 따라서 초음파 내시경 검사는 앞으로 대부분의 위 종양 환자들에게는 물론, 특정한 만성 위장병 환자에게도 적용될 것이라 예상된다.

__예방과 치료

위암은 어떻게 예방하고, 어떻게 치료할 수 있는가? 첫째로, 앞에서 언급한 바와 같이 유발 요인이 되는 많은 요소들을 가급적 피해야 할 것이다. 건강한 식습관을 갖는 것이 중요하다. 맵고 짠 음식과 탄 음식들은 피하고 특히 신선한 야채, 과일, 단백질이 풍부한 음식과 비타민 A, C, E 등을 지속적으로 섭취하는 것이 좋다. 소화 기관에 증세가 보일 경우 미루지 말고 전문의에게 검진을 받아야 할 것이다. 위암은 위 점막의 이형성 단계를 거치기 때문에 조직 검사를 겸한 내시경 검사는 암 전 단계에서 조기 진단 할 수 있다.

둘째로, 무증상 상태에서도 내시경 정기 검진을 받을 것을 권한다. 조기 진단은 위암으로 인한 사망률을 크게 감소시킬 수 있으며, 이는 여러 조사를 통해 이미 확증된 바다. 대개 마흔 살을 시작 연령으로 잡고 1~2년마다 위 내시경 검사를 추천한다. 다만 증상이 나타났거나 여러 가지 위험 인자를 가지고 있는 사람이라면 마흔 살 이전이라 해도 검사를 받아 보는 것이 좋겠다.

과거의 위암 수술 치료는 병변을 포함한 위의 주위를 절제하는 비교적 광범위한 수술이었지만 이제는 병변의 범위가 허락하는 이상 복강경으로 축소 수술을 하는 경우가 많아졌다. 또한 1~2년에 한 번씩 내시경 검사를 하다 보니 위 점막 하층까지만 암이 침범한 조기 위암을 많이 발견하게 되었고, 2센티미터 미만의 작은 조기 위암의 경우 내시경 점막 절제술로 위암을 절제할 수 있게 되었다. 다시 말해 과거의 광범위한 개복 수술의 필요성이 줄다 보니 자연 수술과 관계된 회복과 합병증 또한 줄어들게 되었다.

__항암 치료의 발전

최근에 와서는 항암제를 이용한 내과적 치료에서도 커다란 발전을 보고 있다. 위암의 항암 요법은 전이된 경우뿐 아니라 수술 후 암이 조금이나마 남아 있다고 생각될 때에도 보강 요법으로 사용할 수 있다. 암의 상태가 크거나 많이 진전되었지만 수술의 가능성을 꾀할 때에도 항암 화학 요법 치료를 일단 선행하여 종양의 크기를 줄인 다음 수술 치료를 할 수 있다.

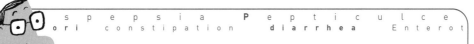

■ 내시경 검사

필자의 병원을 찾는 환자들에게서 가장 많이 받는 질문 중 하나가 〈내시경 검사 하면 아파요?〉이다.

검사를 받아야 한다는 것은 잘 알지만, 〈영 불안하고 찜찜해서……〉 검사받기를 꺼려한다.

위장 내과 전문 병원이다 보니 위 내시경 검사와 대장 내시경 검사를 자주 하기 마련인데, 내시경 검사에 대해 가장 부담스럽고 걱정되는 것은 역시 검사 시에 느끼는 불편함 때문일 것이다. 설사 이런 질문을 하지 않는 사람들도 내시경 검사에 대해 일종의 거부감을 느끼는 것을 본다. 이제 나이가 들어 증세가 없어도 정기적으로 검사를 받아 보아야 하는데, 어떤 때는 아예 내시경 검사에 대한 관심을 꺼버리겠다는 생각도 하는 것이다.

식사 후 소화 불량이 있거나 속 쓰림, 트림 등 여러 증세가 있는 사람이라면 위 내시경 검사를 한번쯤 받아 보았거나, 받으라는 의사의 (혹은 주위 사람들의) 권유를 받은 적이 있으리라 짐작된다. 하지만 그중에는 내시경 검사 과정에 대한 정보 부족으로 불안감과 두려움이 커져 증세를 무시하고 지내며 병을 악화시키는 사람들이 있다.

내시경 검사 알기

잘 알다시피 내시경은 의학계 여러 부분에서 쓰이고 있는 의료 기구다. 특히 위장 내과에서는 크게 위 내시경, 담도 내시경, 대장 내시경으로 분류해 사용하는데, 이 내시경들은 여러 소화기 질환들을 진단하는 것에 그치지 않고 치료 기구로도 활용되고 있다. 그러면 각각의 내시경 검사가 갖는 특성에 대해 알아보기로 하자.

먼저 위 내시경으로는 식도염, 위염, 십이지장염, 소화성 궤양, 식도암, 위암 등을 진단할 수 있다. 내시경을 이용한 조직 검사로 의심스러운 신체 부위의 조직을 떼어 여러 질환들을 진단, 판명할 수 있다. 폴립(양성 종양)이 있을 경우 이를 제거해 암으로 진전되는 것을 방지하며, 검진 시 출혈이 있을 경우에는 즉시 약을 투입하거나 열을 가하거나 레이저를 사용해 지혈시킬 수 있어, 때로는 생명을 구하는 기구로도 이용된다.

이외에도 위 내시경 검사는 간 경변의 진단과 진행 정도를 파악하는 데 쓰인다. 많은 간 경변 환자들이 겉으로 보기에는 극히 정상일 때가 많다. 그야말로 의사가 세심히 관찰하지 않으면 진단을 못하는 것이다. CT나 MRI 등으로 보아도 간 경변 초기에는 나타나지 않을 때가 있다. 혈액 검사로도 간 기능 수치가 정상인 경우는 많다. 물론 의심이 가면 간 조직 검사를 통해 확실한 진단을 내릴 수는 있다. 그러나 이런 간 경변 환자 중 많은 사람들이 위나 식도 부분에 정맥류가 나와 있는 것을 보게 되는데, 이러한 정맥류는 심한 경우에는 터져서 출혈을 일으킬 수 있다. 이렇게 한 번 출혈이 일어나면 사망률이 30퍼센트에 이르게 되므로 조기 진단이 요망되는 것이다. 위 내시경은 위와 식도 정맥류를 정확히 진단할 수 있기 때문에 간 경변이 의심스럽거나 간 경변의 위험 요인이 있는 환자들을 대상으로 유용하게 사용된다. 이렇게 정맥류가 일찍 발견되면 정맥류 출혈 예방 치료는 물론 간 경변 치료도 시작할 수 있다.

담도 내시경 검사는 담석 질환, 각종 간 질환, 담도암 및 췌장암 등을 진단하는 데 사용된다. 담도 췌관경(ERCP)의 경우 엑스레이를 겸하여 간 깊숙이 담도의 형태도 진단을 내릴 수 있다. 검진 시 담석이 담관에 박혀 있는 것이 발견될 경우 이를 제거하는 중요한 기능도 갖추고 있다.

마지막으로 대장 내시경 검사로는 대장 게실(대장 벽의 일부가 얇게 일어나 염증과 출혈을 일으킬 수 있는 질환), 궤양성 대장염, 폴립, 대장암 등을 진단할 수 있다. 특히 폴립의 경우 내시경 검사에서 발견되면 즉시 제거함으로써 암으로 진전되는 것을 예방함은 물론, 조기 암 상태에서도 치료가 가능하다.

내시경 조직 검사

위 내시경 검사 시 조직 검사를 하는 데는 여러 가지 이유가 있다. 먼저 눈에 쉽게 보이지 않는 단순한 염증의 상태와 헬리코박터균의 유무를 파악하기 위해 행하는 경우가 많다. 헬리코박터균은 위 점막에 기생하는 세균으로서 위염, 십이지장 궤양, 위궤양 등을 유발할 수 있으며, 이 세균에 감염된 사람은 비감염자에 비해 위암에 걸릴 확률이 네 배 이상 높다는 역학적 연구 발표도 인정받고 있다. 또한 소화성 궤양 환자의 대부분은 헬리코박터균에 감염되어 있으며, 치료 시 세균이 박멸되지 않는 한 궤양의 재발 가능성도 높다. 그러므로 위염과 궤양이 있을 경우에는 세균의 유무 관계를 알아내는 것이 중요하다.

둘째, 점막에 이상이 생겼을 때 조직 검사는 매우 중요하다. 단순한 만성 염증으로 인한 점막의 변화일 수도 있지만, 어떤 경우에는 악성을 향해 가는 조직의 이형성 변질일 수도 있으므로, 이러한 진단은 위암을 예방하는 최선의 치료 대책이 될 수 있다. 한 예로, 내시경 검사에서 단순한 염증으로 보였지만, 조직 검사를 해보니 이형성 변질 외 암이 발견되는 경우도 적지 않다.

특히 위궤양이 발견되었을 때 실시하는 조직 검사는 매우 중요하므로 경험이 풍부한 전문의에 의한 세밀한 조직 검사가 요망된다. 다시 말해, 위암으로 인한 궤양일 수도 있기 때문에 조직 검사를 통해 암세포의 유무를 판단해 봐야 한다. 궤양의 형태만으로는 악성인지 양성인지 분간하기 어렵다. 그러므로 반드시 철저한 조직 검사를 받아 보아야 하며, 의심스럽다면 재검진을 해야 한다.

조직 검사와 재조직 검사의 중요성을 입증하는 좋은 예가 하나 있다. 얼마 전 57세의 김씨가 병원을 찾아왔다. 상복부에서 느끼는 약간의 팽만감 외에는 별다른 증세가 없었던 그는 회사원으로, 부인의 권유로 병원에 끌려오다시피 하여 위 내시경 검사를 받게 되었다. 검사 결과 위 아래 부분에서 1센티미터 정도 되는 조그만 위궤양이 발견되었다. 조직을 여덟 군데 떼어 검사실로 보낸 결과 악성이 아닌 양성 궤양으로 진단되었다. 김씨는 위산 분비 억제제를 복용하기 시작한 후 증세가 없어졌다고 좋아했지만, 의심스러운 위궤양이었기에 어딘가 석연치 않은 점이 있었다. 한 달 후에 내시경 검사를 다시 받게 되었다. 궤양 자체는 다소 치료된 듯했으나, 점막의 형태는 분명 비정상이었다. 재조직 검사 결과 악성인 선암으로 판단되었다.

김씨는 일주일 후 수술에 들어갔고 조기 암으로 판정받았다. 이것은 다소 의심스럽거나 위궤양이 있을 경우 재검진의 중요성을 입증해 주는 좋은 예다. 김씨와 같은 증세가 없더라도 한국인은 남녀 모두 40세부터는 1～2년에 한 번씩 위 내시경 검사를 받아야 한다.

내시경 공포증

그러나 이러한 중요성에도 불구하고 많은 환자들이 내시경 검사를 하기 전에 여러 가지 잘못된 정보와 인식으로 인한 불필요한 〈공포〉를 느끼곤 한다. 보통 이유는 네 가지인데, 첫 번째는 위에 언급된 내시경 검사 시의 통증에 대한 두려움이다. 이는 정말 불필요한 걱정이 아닐 수 없다. 왜냐하면 요즘에는 수면 내시경이라 하여, 환자를 마취시킨 후 내시경 검사를 하는 방법이 있기 때문에 환자는 자신이 언제 검사를 받았는지조차 모르는 경우가 태반이기 때문이다. 두 번째는 마취에 대한 두려움을 들 수 있다. 수면 내시경을 하면 마취를 한다고 하니까, 혹시 잠에서 못 깨어날까 공포를 느끼는 것이다. 충분히 이해되지만, 환자에게 해가 되지 않게 적당량의 마취제를 투여하는 것은 역시 경험이 풍부한 의료진을 믿고 맡길 일이다.

세 번째는 내시경 기계 자체의 소독 여부에 대한 의문으로, 이 때문에 받아야 할 검사를 못 받는 경우가 있다. 신문에서 읽은 이야기로 〈어떤 병원에서는 내시경을 제대로 소독하지 않는다더라〉라는 말을 듣고 감염에 대한 두려움을 느

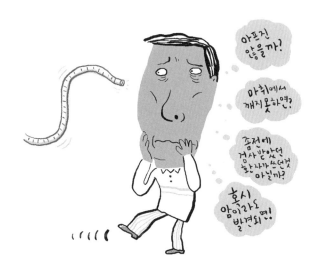

끼는 것이다. 다시 말해, 남의 창자 속에 들어갔던 내시경이 내 몸에 들어온다
는 것을 생각하면 검사받고 싶은 생각이 없어진다는 것이다.

마지막으로 내시경 검사 후 결과에 대한 두려움이 하나의 심각한 공포증으로
변할 수 있다. 〈혹시 암이 발견되면 어떡하지?〉 하는 두려운 생각들이 내시경
검사를 멀리하게 만들기도 한다.

꼼꼼한 검진과 신뢰가 중요

환자가 내시경 검사를 받을 때 고려해야 할 중요한 요소는 다음과 같다. 첫째
로, 의사와의 상담과 기초 검진 과정을 거쳐야 하며, 내시경 검사를 받을 필요
가 있다는 의사의 임상적인 판단이 선행되어야 한다는 것이다. 이는 자가 진단
과 자가 처방이 너무 많은 우리 한국 사회에서는 꼭 짚고 넘어가야 할 일이라
고 생각된다.

사실 내시경 검사를 받으러 오는 환자들 중에는 병세를 미리 자가 처방 하여 의

사에게 특정한 요구를 하는 사람들이 많은데, 이것은 어떻게 보면 전문 의료 검진에 대한 이해 부족에서 비롯된 것이라고도 할 수 있다. 또 이처럼 내시경 검사에 대한 낮은 인식도는, 환자들과 충분한 상담을 해오지 않은 많은 의료진에게 그 책임이 있다 해도 지나친 말이 아닐 것이다. 자신이 겪는 증상 때문에 한창 두려움에 떨고 있는 마당에 의사에게서까지 소홀함을 느낀다면, 환자는 어떻게 대처해야 할지 모르고 방황할 수밖에 없을 것이다.

환자는 기초 검진 과정을 제대로 거친 다음 위장 내과 전문의의 충실한 임상적 판단 아래 내시경 검사를 받아야 한다. 많은 경우 사람들은 배가 아프면 내시경 검사가 우선이라고 생각한다. 그래서 갑자기 복부에서 통증을 느끼게 되면 의사를 찾아가 내시경 검사를 요청한다. 예를 들면 하복부 통증 때문에 내시경 검사를 받고자 할 때가 있는데, 만약 환자의 증세가 대장 게실에서 비롯된 것이라면, 대장 내시경 검사는 환자에게 위험할 수 있다. 이럴 때 의사는 먼저 환자에게 항생제를 복용하게 하여 염증을 가라앉힌 뒤 나중에 내시경 검사를 받도록 해야 한다.

둘째로, 내시경 검사를 할 의사의 충분한 임상 경력 여부를 고려해야 한다. 또 내시경 검사실의 시설 또한 안전하고 정확한 검진을 받는 데 매우 중요한 요소이니, 여기에도 역시 신뢰할 수 있는 담당의의 도움이 요구된다.

앞서 말한 것처럼 내시경 검사를 받기로 결정한 후에도 우리에게는 다음과 같은 여러 가지 두려움이 앞설 수 있다. 마취와 통증에 대한 공포, 나쁜 결과가 나오는 것에 대한, 그리고 심지어 내시경 기구를 통한 전염성 질환의 감염에 대한 공포 등을 느낄 수 있다. 그러나 이러한 두려움은 최신 의료 시설이 충실히 완비된 내시경 전문 센터에서 임상 경험이 풍부한 전문의에게 검진을 받게 된다면 용이하게 풀릴 수 있는 문제들일 것이다.

yspepsia **P**eptic ulcer
Pylori constipation diarrhea **E. Coli**
c **gastritis** Helicob

담석증

__담석은 꼭 수술해야 하나요?

담석이란 담낭(쓸개)이나 담도계에 있는 결석을 말한다. 담석이 있으면 꼭 수술을 받아야 할까? 담석이 있으면 반드시 증세가 따르는가? 담석으로 인한 증세가 있으면 반드시 담석을 제거해야 하나? 증세가 없다면 담석이 발견되었다 하더라도 담석 제거가 필요 없지 않나? 많은 경우, 담석과 담석증 *Gallstone Disease*에 대한 잘못된 인식으로 인해 불필요한 수술을 받는 사람들도 많지만 절대적으로 필요한 수술을 때에 맞춰 받지 못해 피해를 보는 경우도 있다.

__담석과 담석증 수술

45세의 주부인 김씨는 1년 이상 가벼운 소화 불량을 느껴 왔다. 복부에 특별한 통증은 없었지만 식사 후에 특히 배의 윗부분에 가스가 차고 불편함을 호소했다. 위 내시경을 비롯해 여러 가지 검사를 해본 결과 담낭 안에 조그마한 담석이 있는 것 외에는 아무 이상도 발견되지 않았다. 그러나 김씨의 증세가 과연 담석증인가에 대한 질문은 쉽게 풀리지 않았다. 만성 위염의 주원인인 헬리코박터균도 없었다. 좋다는 위산 분비 억제제는 다 써보았지만 별 효과가 없었다. 김씨의 증세가 과민성 위장 증후군인지 아니면 담석 때문인지 아니면 다른 문제 때문인지 아직 알 수가 없었다. 이러한 상황에서 김씨는 답답한 나머지 담석 제거 수술cholecystectomy을 받아 보겠다고 했지만, 주치의는 좀 더 기다리자고 했다.

위장 내과 의사들은 위와 비슷한 경우를 종종 보게 된다. 담석증이 뚜렷하게 확정되지 않은 상황에서 수술을 권하기란 난감한 일이 아닐 수 없다. 왜냐하면 복부에서 나타난 증세와 담낭 안의 담석을 연관시키는 것은 때로 무척 어려운 일이기 때문이다.

__담석증이란?

담석증cholelithiasis이란 담도계에 돌이 생긴 것을 말한다. 돌의 커져 담관의 통로를 막는 데서 증세가 발생한다. 크게 콜레스테롤 결석과 색소 결석 두 종류로 구별된다. 담석은 담낭, 간 내 담도, 간 외 담도(특히 총담관) 어디에서나 발견될 수 있다. 서양인에게서는 주로 콜레스테롤 결석이 발견되는 반면 동양인에게서는 콜레스테롤 외 색소 결석도 많이 발견되는데, 이는 담도에 잠복하고 있는 여러 기생충에 의한 만성 감염이 중요한 역할을 한다고 생각된다.

색소 결석의 경우, 결석은 담낭이나 담도 한두 군데에서 발견되기보다는 간 내외의 여러 담도 곳곳에서 발견될 수 있으며, 간 효소 수치의 증가를 일으킬 수 있다. 하지만 현재 대부분의 담석 연구는 콜레스테롤 결석에 중점을 두고 있으며, 우리 한국인 사이에서도 콜레스테롤 결석이 증가 추세임을 알 수 있다.

__여성들에게 더 많은 콜레스테롤 결석

콜레스테롤 결석은 남성보다 여성에게서 많이 발견된다. 미국의 경우, 60세 전에 벌써 여성의 25퍼센트 정도가 담석을 가지고 있으며, 75세가 되면 50퍼센트 이상이 결석을 가지고 있다는 통계가 있다. 물론 이 중 대부분은 아무 증상이 없고 결석의 크기 또한 그리 크지 않으므로 치료가 필요 없다. 여성들에게 담석이 빈번히 발견되는 이유로는 여성 호르몬의 영향을 손꼽을 수 있다. 에스트로겐은 간으로 콜레스테롤을 끌어들이는 촉진 작용을 하고 프로게스테론은 담낭의 축소 작용을 방해하여 담석이 생길 확률을 높여 줄 수 있다. 뿐만 아니라 임신으로 인한 체중 변화도 콜레스테롤 결석의 빈도율을 증가시킨다.

__담석증의 진단

담석의 상태를 검진하는 데는 상복부 초음파 검사가 가장 기초적으로 쓰인다. 확실한 진단이 내려지지 않으면 경우에 따라서 내시경을 이용한 담관 조영술(ERCP)과 CT 단층 촬영 등을 이용하여 간 내외에 있는 담도와 간, 췌장을 자세히 살펴보는 것도 좋다. 담석과 관련 있는 질환의 하나로 췌장염의 가능성도 배제할 수는 없으며, 이것 또한 혈액 검사 외에도 ERCP나

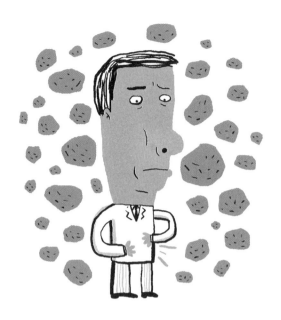

CT 단층 촬영으로 정밀 검진이 가능하다.

이러한 정밀 검진 결과 비교적 정상이고 간 효소 수치의 증가가 오래전부터의 일이라면 환자의 간 효소 수치 증가는 단순한 지방간에서 온 것일 수도 있다. 우선 B형과 C형 바이러스 간염의 가능성을 배제하여야 할 것이다.

또한 이와 비슷한 증세는 심한 소화성 궤양이나 만성 위염에서 올 수도 있다는 것을 감안하여 위 내시경 검사를 받아 보는 것도 도움이 된다. 흡연자의 경우, 소화성 질환은 오래 지속될 수 있으니 담배를 줄이거나 끊는 것이 큰 도움이 되리라 믿는다.

환자가 보이는 증세가 담석 자체에서 오는 것인지에 대해서 직접적인 검진 없이 확실한 대답을 하기는 어렵다. 초음파 검사를 통하여 담낭에서 결석이 발견되었다 하더라도 담도가 팽창되어 있지 않다면 환자의 증세와 관련시키기는 어렵다. 대부분의 담석증은 윗배 오른쪽 부위에서 나타나지만 더러는 윗배 중간 부분에서도 느낄 수 있다. 환자의 증세가 어떠한 것인지 복부 여러 부분에서의 검진도 중요하다. 혹시 오한이나 열이 났는지, 혈액 검사에서 백혈구, 간 기능 수치, 빌리루빈(황달을 알리는 수치) 등이 증가되었는지, 소변 색깔에 변화가 있는지 검사해 봐야 한다.

한 가지 명심해야 할 사실은 담석을 가지고 있는 대부분의 사람에게서 전혀 증세가 나타나지 않는다는 것이다. 콜레스테롤 결석의 경우 70퍼센트 이상의 환자가 증세를 느끼지 못한다. 그러므로 담석이 있다고 해서 무증상 상태에서 담낭 제거 수술을 받는 것은 바람직한 일이 될 수 없다. 대부분의 담낭 제거 수술은 복강경 수술로 실시한다. 여러 가지로 개복 수술보다 덜 불편하고, 수술 후 환자의 회복 상태가 빠른 것은 사실이지만, 복강경 수술도 전신 마취를 필요로 하는 수술이며 여러 가지 합병증을 일으킬 수 있기 때문에 꼭 필요할 때만 해야 한다.

콜레스테롤 결석은 간에서 만들어져 분비되는 여러 소화 효소들이 분포상 균형을 잃을 때 생길 수 있으며 주로 담낭에서 발견된다. 담석의 크기가 작을 경우에는 담도를 통하여 십이지장으로 내려오기가 쉽지만, 크기가 클 경우에는 담도에 막혀 통증(주로 윗배 오른쪽 부위에서)을 일으킬 수 있다. 담석은 과식을 한 다음 통증을 유발시킬 수 있으며, 한번 통증이 시작되면 몇 시간 지난 다음에야 서서히 사라지곤 한다. 흥미롭게도 통증은 많은 경우 저녁 시간에 나타난다.

__담낭염

담석으로 인해 오랜 기간 담낭관이 막혀 있을 경우에는 세균이 증식할 수 있으며 담낭 벽에 심한 염증을 유발할 수 있다. 이렇게 생긴 급성 담낭염은 오른쪽 상복부의 통증을 유발하며 심할 경우에는 발열 현상과 오한은 물론 복막염의 원인이 되기도 한다. 신체검사를 할 때 상복부 부위를 누르면 심한 통증을 느끼며, 혈액 검사를 해보면 백혈구의 증상과 비정상적인 간 수치가 나타날 수 있다. 담낭염 *Cholecystitis*은 대부분 담석에서 비롯되지만 담석 없이도 생기는 무담석 담낭염은 중환자실 환자 및 최근에 수술을 받고 병원에 입원해 있는 환자들에게서 발생할 수 있다. 특히 연로한 환자에게서 발견되는 무담석 담낭염은 담석성 담낭염과 달리 때로는 복부 통증과 같은 증세를 나타내지 않아 세심한 관찰이 필요하다. 항생제 치료를 기본으로 환자의 상태가 안정되면 대부분 복강경 수술로 치료할 수 있다.

__담도염

담석으로 인해 담도가 막혀 있는 상태가 오래 지속되면 담도염 *Cholangitis*, 황달, 소화 장애 및 여러 문제점을 유발할 수 있다. 막힌 담도로는 담즙이 원활히 흘러내리지 못하므로 세균으로 인해 심한 염증을 유발한다. 심지어 담도염 자체에서 끝나지 않고 여러 균들이 온몸에 퍼져 생명에 위험을 초래하는 경우도 있다. 그러므로 통증이 그리 심하지 않다 하더라도 황달이 있거나 오한 및 발열 현상이 나타나면 속히 의사에게 검진을 받아야 한다. 특히 연로한 환자들에게는 비교적 젊은 환자들에게서 나타나는 상복부 통증, 발열 현상 및 백혈구 증가 현상과 같은 전형적인 증세가 잘 나타나지 않을 수 있으므로 각별한 주의가 필요하다. 담석으로 인한 대부분의 간 외 담도염은 많은 경우 총담관에서 유발한다. 치료 방법으로는 우선 환자의 염증 상태를 안정시키면서 내시경으로 유두 절개술을 시행하여 담석을 제거할 수 있다. 대부분 담석 제거 후 복강경 수술로 담낭을 제거하는 것을 추천한다.

담낭암과 담도암

__담낭암

얼마 전 병원에 찾아온 72세 되는 강씨는 고혈압 때문에 혈압약을 복용하는 것을 제외하고는 아무 병력이 없는 분이었다. 세 달 전부터 배가 더부룩해지고 입맛이 떨어지기 시작했으며, 특히 오른쪽 상복부의 통증이 심해져 병원을 찾게 되었다. 진료 첫날 강씨는 황달이 있었고 약간의 복수가 차 있었다. 혈액 검사는 빌리루빈이 8.9로 상승해 있었고, 간 기능 검사 ALT 수치와 AST 수치는 100과 149로 비정상이었다. CT 단층 촬영 검진 결과 담낭과 담낭의 주위 부분에서 암의 형태가 발견되었다. MRCP(담췌관 조영상)를 찍어 본 결과 유감스럽게도 담낭과 주변의 담관뿐 아니라 임파선에까지 암이 침투되어 있는 것으로 나타났다.

이렇게 담낭암*Gallbladder Cancer*은 초기에는 담낭 안에서 별 증세를 나타내지 않고 자라다가 나중에 담낭 밖으로 퍼져 나오면서 증세를 유발한다. 이렇게 증세가 나타났을 경우에는 대개 완치 시기를 놓친 셈이긴 하지만, 때에 따라서는 광범위한 수술과 치료를 시도하는 경우가 있다.

담낭암은 담낭에서 발생하는 악성 종양이다. 담낭은 간에서 만들어진 담즙을 일시적으로 보관하다가 식사를 하면 수축하여 담관을 통해 장으로 배출하여 음식물과 섞여 소화를 촉진시키는 기관이다.

상복부 초음파 검사를 받은 분들 중 더러 담낭 안에서 폴립(용종)이 발견되는 경우가 있다. 담낭 용종의 95퍼센트 정도는 양성 폴립으로 대개 1센티미터 이하로 별 위험이 없지만, 선종일 경우 1센티미터 이상이면 복강경으로 담낭 절제를 추천하고 있다. 담낭 폴립이 1.8센티미터인 경우에는 담낭암일 확률이 높으므로 담낭 절제를 받아야 한다. 폴립 외에도 담낭의 벽이 두꺼워져 보이는 선근종증이 있는데, 차후 암으로 발달될 수 있으므로 때에 따라서는 담낭 절제를 할 수 있다.

담낭암은 담도계에서는 가장 흔히 발견되는 암 질환으로, 주로 60~70세 이상에서 생기며 남성과 비교해 1:3~4 비율로 여성에게 많다. 담낭암의 주요 위험 요인으로는 담석과 석회화 담낭을 들 수 있다. 비만과 고혈압 또한 위험 요인으로 뽑힌다. 담낭암의 증상은 담석과 비슷하다. 초기에는 아무 증상이 없지만, 더러 오른쪽 상복부의 통증을 비롯해 메스꺼움, 식욕 부진, 체중 감소 및 발열 현상도 생길 수 있다. 특히 암이 담낭 밖으로 퍼졌을 경우에는 심한 통증과 황달이 생기기도 한다. 복부 초음파나 CT 단층 촬영으로 진단할 수 있으며 암의 크기와 주위 상태, 그리고 환자의 증세에 따라 치료 방법이 달라진다.

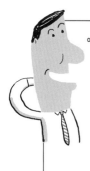
■ 종합 검진에서 정상이면 다 괜찮을까?

아무 병력이 없는 59세의 이씨는 간에 3.2센티미터짜리 종양이 보인다고 주치의로부터 필자의 클리닉으로 의뢰되어 왔다. CT 단층 촬영 검사와 MRI 검사의 소견으로는 비전형적인 혈종인 것 같지만 의심스러우니 조직 검사가 필요하다고 했다. 혈액 검사상 아무 이상도 없었고 질병에 대한 특별한 내력과 위험 요인도 발견되지 않았다. 그러나 결국 담도암으로 판정되었고 급기야는 종양이 위치한 간의 일부를 제거해야만 했다. 간 내의 담도에서 발생한 담도암이었던 것이다. 수술 결과 종양 부위의 임파선에서도 암이 발견되어 결국 항암 치료에 임하게 되었다. 아무 증상도 없고 혈액 검사도 정상인 이씨에게는 그야말로 청천벽력 같은 결과가 아닐 수 없었다.

이 섹션에 나와 있는 질환들 중 특히 췌장암, 담낭암, 담도암 들은 회소 암으로 분류된다. 대체적으로 드문 병이라는 말이다. 그러나 췌장암은 현재 암 발생률이 10위로, 인구 10만 명당 남자는 7.2, 여자는 2.7명으로 아주 적은 수는 아니다. 게다가 이러한 희소 암 질환들은 사망률이 매우 높아 진단 후 얼마 살지 못하는 분들을 많이 보게 된다. 그렇다면 우리가 늘 하는 종합 검진을 통해 이런 병들을 찾아낼 수 있을지 의문을 가져 볼 필요가 있다. 췌장암의 경우만 보더라도 일반적인 초음파 검사의 진단율은 그리 높지 않고, 증상 또한 뚜렷하지 않아 애초 의심하지 않는 탓에 조기 진단이 거의 없는 상태. 조기 진단으로 종양의 크기가 2센티미터 이하일 때 발견한다 해도 절반 이상은 주변 장기로 전이된 상태여서 완치가 불가능하다. 위에 언급한 이씨의 사례 외에도 주변에서 전혀 예상치 못했던 희소 암 진단에 대한 이야기들을 많이 접하게 된다. 만약 이씨가 정기 검진을 받지 않았다면? 만약 초음파 검사를 받지 않았다면? 물론 동시 초음파 검사를 진작 받아 조기 진단 되었으면 하는 아쉬움 또한 많다. 이러한 실례들은 정기 검진의 중요성을 다시 한 번 절실히 깨닫게 해준다. 뿐만 아니라 정기 검진의 대책에 있어 어떤 검사를 해야 하는지에 대한 세심한 고려가 요망된다. 그렇다면 정기 종합 검진은 무엇이며 우리는 이런 종합 검진을 제대로 하고 있는지 한번 생각해 볼 필요가 있다.

종합 검진의 의미

모든 성인병의 일반적인 특징은 발병 초기에 자각 증상이 쉽게 나타나지 않고, 질환이 상당히 진전된 다음에야 그 증세가 나타나 적절한 치료 시기를 놓치는 경우가 많다는 점이다. 진단이 늦어질 경우에는 여러 합병증이 따르므로 치료에 어려움을 초래하며 완치 가능성 또한 크게 줄어들 수 있다. 그야말로 그림자처럼 찾아올 수 있는 이러한 질병에 대한 주요 대책으로, 정기 검진과 필요한 선별 검사를 받기를 추천한다. 특히 30대부터는 생활습관병의 발병이 잦은 것을 감안하여 아무 증세가 없더라도 정기적인 상담과 검진이 요망된다.

우리가 흔히 알고 있는 종합 검진이란 이러한 검진 과정을 하나로 묶어 질병의 조기 발견을 목적으로 시행하는 검진 방식을 말한다. 우리나라에는 이러한 종합 검진을 전문으로 다루는 일명 〈종합 검진 센터〉들이 많이 있다. 그러다 보니 많은 사람들이 1~2년에 한 번 정도는 종합 검진을 받고 있다. 종합 검진을 받는 환자들의 한결같은 질문은 〈검진 결과가 정상이면 다 괜찮은 거지요?〉이다. 어떻게 보면 충분히 이해가 되는 질문이다. 일반인의 입장에서 볼 때 말 그대로 종합 검진이란 신체를 전체적으로 검진하는 것이니 말이다. 그러나 종합 검진에 포함되어 있는 검진 항목에 따라 진단할 수 있는 질병이 각각 다를 뿐만 아니라, 어떤 검사든지 검사 자체가 지니고 있는 정확성의 한계도 감안해야 한다. 종합 검진 자체에 대한 올바른 인식이 필요하다. 다시 말해, 검진의 목적과 과정을 올바로 이해해야 검진 결과도 쉽게 이해할 수 있으리라 믿는다. 종합 검진을 마치 사람의 건강을 완벽하게 체크해 줄 수 있는 하나의 방법이라고 생각해서는 안 될 것이다. 특히 현재 우리나라에서 시행되고 있는 검진 방식에는 몇몇 구조적 모순이 있다.

한국의 종합 검진

첫 번째로 종합 검진의 과정을 살펴보면, 대부분 의사는 환자를 만나 상담도 하지 않은 상태에서 환자로 하여금 혈액, 소변, 대변, 엑스레이, 초음파, 내시경이나 조영술 등의 검진을 받게 한다. 물론 이러한 방침은 환자의 연령에 따라 검진 항목을 선별하여 사전에 주문된 것이다. 이러한 모든 검사가 끝난 다음에야 의사를 만나고 종합 판정을 받는다.

여기서 잘못된 점은 무엇일까? 그것은 모든 환자를 동일한 기준으로 검사한다는 사실이다. 의사는 우선 환자를 만나 상담을 마친 다음, 그 환자에게 필요한 검사들을 주문해야 할 것이다. 매년 기계적으로 똑같은 검사들을 모든 사람들에게 동일하게 받게 하는 것은 마치 공장에서 로봇이 미리 정해진 여러 테스트 과정을 통해 자동차를 검사하는 것과 유사하다고 해도 과언이 아니다.

물론 과학 기술이 급속도로 발전하다 보니 의사의 기능이 지나치게 사무적이고 기계화되어 가고 있는 것이 사실이다. 왜 요새는 의사가 왕진을 가지 않느냐고 물어 온 어떤 환자의 질문도 이렇게 기계화되어 가고 있는 현대 임상에 대한 좋은 지적이다. 의사는 환자들을 개별적으로 보아야 한다. 사람들은 모두 각기 다르다. 〈환자는 지문과 같다〉라는 말도 있듯이, 모든 사람들은 타고난 선천적인 요인은 물론, 각기 다른 환경과 생활 습관을 가지고 있으므로 진료 과정에서도 개별적으로 다루어져야 할 것이다.

여기에서 우리는 환자와 의사 간의 충분한 대화와 상담의 중요성을 다시 한 번 깨닫게 된다. 그렇다면 종합 검진도 개별화되어야 하며 또한 환자 개개인의 문제에 선별적으로 초점을 맞추어야 할 것이다. 검진을 받는 환자가 현재 보이는 증상이 없다 하더라도 장래에 발생할 수 있는 문제의 가능성에 대비하여야 할

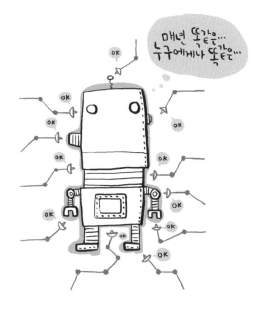

것이다. 그러기 위해서는 종합 검진 순서에서 환자와 의사의 만남이 가장 우선되어야 할 것이며, 여기서 이루어지는 상담을 비롯한 모든 검진 과정은 개별적으로 계획되고 실행되어야 할 것이다.

불필요한 검사는 하지 말자!

두 번째로 한국의 현행 종합 검진에 포함되어 있는 항목을 살펴보면 불필요한 검사가 많다는 사실이다. 매독 검사, 에이즈 검사, 그리고 모든 계통의 암 지표 검사들을 20~30대는 물론 증상도 없고 위험 요인도 없는 일반인들에게, 그것도 매년 반복적으로 시행할 필요가 과연 있을까? 이런 불필요한 검사들을 하다 보니 여기서 나오는 위양성(현재 감염되어 있지 않은데 감염되어 있는 것으로 나타남) 결과들로 인해 또 다른 불필요한 정밀 검사들을 하게 된다. 이로 인해 환자가 갖게 되는 심적·육체적 부담감은 이루 말할 수 없을 것이다.

물론 〈천 개 때리면 하나 맞겠지〉 하는 식으로 생각할 수도 있겠지만, 충실한 역학적인 조사와 과학적인 검토에 근거한 보다 효율적인 검진 방식을 모색해야 할 것이다. 불필요한 검진 항목에 쓰이는 많은 경비와 시간은 국가적으로도 막대한 손해니 말이다.

맞춤식 종합 검진 / 그렇다면 무슨 검사를 추천해야 하나?

이상적인 종합 검진 방식은 환자 개개인의 문제에 초점을 맞추어 시행되어야 하며, 이러한 과정은 환자와 의사 사이의 원만한 의사소통을 기초로 한다. 환자 각자의 가족 병력, 병 내력 등 성인병의 위험 요인들은 모두 다를 수 있다. 환자가 보이는 증세를 세심히 귀담아듣고 그들이 가지고 있는 개별적인 요인들을 고려해야 한다. 그래야만이 획일화된 종합 검진을 개선할 수 있을 것이다. 물론 아무 병력이나 위험 요인이 없고 자각 증상이 없다 해도 기본적인 검사는 정기적으로 시행되어야 한다. 그리고 환자 자신은 검진 과정과 절차에 대한 인식을 올바로 가지고 있어야 일련의 검사를 통해 보다 나은 임상 효과를 기대할 수 있을 것이다.

다시 말해 이상적인 종합 검진은 다음의 세 가지 요소를 지녀야 한다.
1. 개개인의 특성을 고려한다.
2. 생활습관과 라이프 스타일을 체크하고 상담하여 생활습관병 예방에 힘쓴다.
3. 신체검사, 혈액 검사, 엑스선 검사, 초음파 검사, 부인과 검사, 심전도, 내시경 검사 등을 포함한 성별, 연령별로 구분된 기본 항목의 검사를 받게 한다.

y s p e p s i a **P** e p t i c u l c e r
Pylori c o n s t i p a t i o n d i a r r h e a **E. Coli**
c **g a s t r i t i s** H e l i c o b

134 한국인의 위장·간 질환

__담도암

담도암*Cholangiocarcinoma*은 간 내 담도암과 간 외 담도암으로 분류되는데, 초기만이 아니라 종양이 꽤 커진 다음에도 특별한 증상이 없는 경우가 허다하다. 위험 요인으로는 담관 결석과 췌담관 기형, 간흡충(간디스토마), 비만 등을 들 수 있다. 담석 중에서도 간 속에 생긴 간 내 담석은 담도암을 유발할 가능성이 높다. 종양이 발생하면 담관이 막히면서 황달이 나타나며 소변 색깔이 짙어진다. 또한 전신에 가려움증이 나타날 수 있다. 더러는 상복부 복통이 있을 수 있으며 오한과 발열 현상을 비롯해 체중 감소, 식욕 부진 및 구토 등이 나타날 수 있다.

많은 경우 뒤늦게 진단되어 치료 시기를 놓치는 경우가 허다하다. 그러나 담석 수술을 받는 과정에서 우연히 발견되거나 총담관 가까운 부위의 암으로 담관이 막혀 빨리 황달이 생겨서 비교적 일찍 발견되었을 때에는 수술 치료의 좋은 성과도 기대해 볼 수 있다. 이는 마치 췌장관이 십이지장으로 연결되는 유두 부위에 암이 생겨 황달이 나타나는 경우와 비슷하다고 볼 수 있다. 대부분 50~60세 이상에서 발생하며 남녀 차이는 별로 없다. 좌우측 간 내 담관이 만나는 분기점부터 유두 사이에서 생기는 담도암은 황달의 적신호로 비교적 빨리 발견될 수 있지만, 반면 위에서 본 이씨의 경우와 같이 간 안에 깊숙이 있는 담관에서 발생하는 담도암은 대부분 늦게 발견되고 진단이 내려졌을 때에는 완치 가능성이 매우 낮다. 간 일부 절제 수술, 항암 치료 및 방사선 치료 등은 별 효과를 보지 못하고 간 이식 수술에 기대를 걸어 볼 수 있다.

췌장 질환

〈요새 소화가 잘 안 되는데…… 혹시 췌장에 이상이 있는 것 아닐까요?〉 혹은 〈밥맛이 없고 체중이 줄어드는데 췌장암은 아니겠죠?〉라든가, 〈췌장암은 내시경으로 진단할 수 없나요?〉 등의 의문점을 가지고 의사를 찾아오는 환자들이 많다. 그만큼 췌장에 대한 일반인들의 관심이 커져 있는 것이리라. 우리나라의 경우 췌장암은 얼마 전까지만 해도 희소 암으로 분류되어 그리 흔하게 발견되는 질환이 아니었지만, 최근 들어 발병률이 크게 늘고 있는 추세다.

췌장은 인체의 대사 작용 및 소화 작용에 없어서는 안 되는 중요한 기관 가운데 하나이다. 몸의 한가운데 위치하는 췌장은 위, 소장, 대장, 간, 비장 등으로 둘러싸여 있다. 길이 20센티미터 정도의 길쭉한 모양을 하고 있으며 오른쪽의 볼록한 머리 부분, 중간의 몸통 부분, 왼쪽의 꼬리 부분으로 나뉘어 있다.

췌장의 주요 역할은 외분비와 내분비 작용으로 구분된다. 췌장에서 만들어 분비하는 여러 효소제들이 췌장 속에 있는 췌관을 통하여 소장으로 흘러나와 소화를 돕는 것은 외분비 작용이다. 우리가 잘 아는 인슐린 및 여러 호르몬들을 만들어 내어 혈액 속으로 분비하고 인체의 대사 작용을 촉진시키는 일은 췌장이 감당하고 있는 중요한 내분비 작용이다.

__췌장염과 췌장암

췌장에서 일으키는 대표적인 질환은 췌장염*Pancreatitis*과 췌장암*Pancreatic Cancer*이다. 복통, 구토, 소화 장애는 물론, 생명도 위협할 수 있는 췌장염은 급성과 만성으로 구분된다. 여러 요인이 있지만 급성 췌장염의 주요인은 담석인 반면, 만성 췌장염의 주요인은 술이다. 췌장암은 담낭암, 담도암 등과 함께 비교적 발생 빈도가 낮은 희소 암으로 알려져 왔지만, 최근에는 눈에 띄게 증가하는 편이다. 물론 현대 의학의 진단 기술이 발전해 이러한 질환의 진단 확률을 높인 이유도 있을 것이다. 그러나 이러한 암 질환들은 조기 진단 및 치료가 어렵고 예후도 나쁜 것이 공통점이다.

아직 췌장암의 확실한 원인은 밝혀지지 않았다. 유전학적인 분석에 따르면, 췌장암 환자 대부분의 경우에서 여러 유전자에 변이 현상이 일어난 것으로 조사되었다. 예를 들면 k-ras라는 유전 인자가 변이된 것으로 나타났고, 암을 제지할 수 있는 p53, p16, brca2 등의 유전 인자들의 기능이 상실되어 있는 것도 발견되었다. 그러나 이러한 유전 인자들의 변화는 모든 암 환자들에게 동일하게 나타나지 않는다. 또한 어떠한 요인이 이런 유전 인자에 변화를 일으키는지에 대해서도 정확히 밝혀지지 않았다.

__췌장암의 위험과 증상

췌장암의 일반적인 위험 요인으로는 흡연, 고지방질의 음식물, 당뇨, 만성 췌장염 등을 들 수 있다. 이외에도 과거에 담낭 제거 수술을 받은 병력이나 산업 약물 중독, 가족의 병 내력 등도 위험 요인으로 꼽힌다. 여기에서도 가장 위험한 요인 인자는 흡연으로, 흡연자는 비흡연자에 비해 수배나 높은 췌장암 발생률을 감수해야 한다. 비교적 흡연 인구가 많은 우리나라에 중요한 예방 의학 정보가 아닐 수 없다. 흡연을 삼가는 것 외에도, 신선한 야채와 채소류를 섭취하는 것은 췌장암 발생을 감소시킬 수 있는 좋은 방법이다.

췌장암의 대부분은 외분비와 관계된 췌관의 세포에서 발생하는 선암이다. 미국에서 췌장암은 암 질환 발생률에서는 10위를 차지하고 있으나 네 번째로 높은 사망률을 보이고 있다. 우리나라도 이와 비슷한 통계를 나타내고 있다. 주로 65세 이상에서 발견되었지만 더러는 40~50대에서도 발병되는 경우를 볼 수 있다.

암의 3분의 2는 머리 부분에서, 나머지는 몸통과 꼬리 부분에서 발생한다. 유감스럽게도 대부분 암이 발견되었을 때는 이미 병이 꽤 진행된 상태여서 수술 외 화학 요법 및 방사선 치료를 동원해도, 진단을 받은 후 5년 이상의 생존율은 1~2퍼센트를 넘지 못한다.

췌장암의 증상은 매우 다양하다. 특정한 증상이 별로 없다 보니 조기에 진단하기도 어렵다. 대부분 복부의 불편함을 호소해 오는데, 그저 속이 답답하다거나 식욕이 없다는 막연한 이유들이다. 이외에도 구토나 체중 감소 등이 생길 수 있지만, 이 같은 증상은 췌장암이 아닌 다른 소화기 질환에서

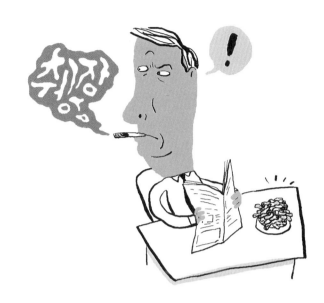

도 공통적으로 나타난다. 그야말로 운 좋게 췌장의 머리 부분에 위치한 조그만 종양으로 인해 담관이 막혀 황달이 나타났을 경우에는 쉬 발견될 수 있다. 후기에는 통증이 나타나는데, 이때는 이미 치료하기에 늦은 뒤다. 병이 진전됨에 따라 복부의 통증은 물론 누울 때 심해지는 등의 통증도 동반할 수 있다. 종양이 커져 십이지장의 통로를 막을 수도 있으며 그럴 경우엔 심한 구토와 식욕 부진이 나타난다.

__조기 췌장암 진단

위와 같은 증상이 있다면 우선 기본적인 신체 검진과 혈액 검사 외에도 내시경, 초음파, 위장 조영술 등을 실시하여 소화성 위 식도 질환, 간염, 담석 등의 유무를 확인한다. 초음파 검사에서 췌장에 이상이 나타나면 ERCP,

MRI, MRCP, CT 등의 검사로 이어질 수 있다. 한 가지 주목해야 할 사실은 초음파 검사로는 췌장을 명확하게 볼 수 없다는 점이다. 그러므로 초음파 검사에서 이상이 없더라도 의심스럽다면 위에 언급한 정밀 검진으로 검사를 진행할 수 있다. ERCP, 내시경을 통해서 조직 검사나 암 유전자 검사 등을 실시하고 필요에 따라서는 혈관 조영 검사를 비롯해 복강경 검진도 할 수 있다.

이외에 혈청 표지자 검사도 있지만 이는 특이도가 낮다는 데 문제가 있다. 가장 많이 사용되는 혈청 암 지표 검사는 CA19-9이다. 췌장암 수술 전에 상승했던 CA19-9의 혈청 농도가 종양을 절제한 후에는 떨어지지만 재발 시 다시 상승할 때가 있다. 그러나 이러한 검사는 위양성과 위음성의 결과가 많은 편이기 때문에 일반적인 조기 검진 방법으로는 사용되고 있지 않는 추세다.

췌장암을 조기에 발견하기 위해서는 무엇보다 정기적인 검진과 임상 분별력이 중요하다. 한 예로 무병력의 70세 되는 어떤 남자 환자는 그야말로 무심코 1년에 한 번씩 하는 간단한 정기 혈액 검사의 혜택을 받은 바 있다. 혈액 검사에서 남자는 빌리루빈이 3.5로 상승되어 있었다. 정밀 검진을 받아 본 결과 췌장의 머리 부분에 생긴 조그만 종양이 총담관을 막고 있는 것이 발견되었다. 이렇게 무증상 상태에서도 암은 발견될 수 있지만 이러한 예는 극히 드문 편이다.

막연하게 복부 부위의 불편함을 호소해 오는 환자들 모두에게 MRI나 CT 촬영을 처방할 수는 없다. 전문의의 꾸준하고 세심한 진찰이 필요한 것이다. 만약 의심도가 높다면 필요에 따라 재검진하고 기본적인 내시경 검사 및 초음파 검사를 하지 않은 상태에서도 곧바로 CT, ERCP, MRI 등 필요한 검진을 할 수 있다. 췌장암에는 특정한 고유 증상이 없으므로 불편함을 지속적으로 호소하는 환자에게는 의사의 판단이 진단에 가장 중요한 역할을 한다. 이와 더불어 우리 스스로의 교육이 매우 중요하다. 질환에 대한 예비 상식을 알고 자신의 증상을 살펴 정기적으로 의사에게 알려 주는 것은 질환을 조기 진단하는 좋은 방법이다. 또한 때에 따라서는 재상담의 필요성도 생각해 봐야 한다.

과민성 대장 증후군

이제까지 대장 질환은 서구형 질환으로 인식되어 왔으나 한국인들 사이에서도 식생활과 환경의 변화로 대장 질환이 급격히 증가하고 있다. 대장암의 경우, 우리나라에서는 발병률이 급증해 머지않아 간암을 추월하리라는 전망이다. 대표적인 대장 질환에는 과민성 대장 증후군*Irritable Bowel Syndrome*, 폴립, 대장암, 궤양성 대장염 및 대장 게실이 있다.

운동량이 적고 섬유질 섭취가 줄고 육류 중심이 된 현대의 식생활은, 미국인은 물론 우리 한국인들 사이에서도 대장 질환 발생을 크게 늘려 왔다. 특히 궤양성 대장염과 폴립 질환은 발암 가능성이 높을 수 있으므로 세심한 진단과 치료 및 관찰이 요구된다.

최근 대한민국 보건복지부가 발표한 암 등록 조사 결과에 따르면, 대장암은 지난 20년 동안에도 그러했듯이 발병률에서 앞으로도 계속 높은 상승률을 보일 것으로 추정되고 있다. 그래도 한 가지 다행스럽게 생각되는 것은,

이러한 대장 질환은 예방 교육과 조기 진단을 통해서 완치될 수 있다는 사실이다.

과민성 대장 증후군

올바른 생활 습관은 현대인의 생활습관병을 예방할 수 있다. 그리고 생활 습관 중에서 자신이 외부에서 받는 스트레스를 관리하는 방법이야말로 생활습관병 예방의 가장 핵심적인 요소라 할 수 있다. 스트레스 없이 살 수 없는 이 세상에서 우리가 할 수 있는 일은, 어떻게 이 스트레스를 성공적으로 관리하고 보다 건전한 라이프 스타일을 계획하고 추구하여 건강 증진을 도모하느냐 하는 일일 것이다.

스트레스 관리, 건강 관리의 시작점

스트레스가 우리의 건강에 미치는 영향을 자세히 밝혀내는 일은 현대 의학이 풀어야 할 중대한 과제다. 우리나라 40대 남성들의 높은 생활습관병 발병률과 사망률은 모두가 너무나 잘 알고 있는 사실이다. 성장기를 보내고 모든 교육 과정을 끝낸 뒤 한창 사회적 기여도가 높은 시기에 이렇게 치명적인 피해를 받는다는 것은, 우리가 건강 관리를 얼마나 소홀히 했는지를 깨닫게 할 뿐만 아니라 예방의 중요성을 다시 한 번 되새기게 만든다. 자신이 가지고 태어난 선천적인 질환 때문에 문제가 생긴 사람들도 있지만 이는 극히 소수에 불과하다.

대부분의 경우 눈코 뜰 새 없이 바쁜 생활 속에서 자신의 건강 관리를 소홀히 하다 보니 일어난 결과다. 이러한 후천적 질환의 요인은 그릇된 식습관,

운동 부족, 적절하지 못한 스트레스 관리 등이다. 특히 회사와 일에 얽매여 그로 인한 스트레스를 견디지 못하고 쓰러져 가는 아직 한창 젊은 그들을 볼 때, 스트레스 관리야말로 생활습관병 예방에 가장 중요한 요소가 아닌가 싶다.

일상생활에서 받는 스트레스를 관리하는 방법은 각자의 라이프 스타일에서 다르게 찾아볼 수 있다. 이러한 스트레스와의 〈전쟁〉에서 우리가 이용하는 방법은 매우 다양하다. 술과 담배에 의존하는 사람들도 있고 심지어 마약에 빠지는 사람들도 있다. 건전하게는 운동으로, 신앙과 의지로 이겨 내는 사람들도 많다. 그렇다면 우리 자신은 어떻게 스트레스 관리를 하고 있는지 잠시 생각해 볼 필요가 있지 않을까?

__스트레스와 소화기 질환

만성 두통과 심혈관 질환를 비롯한 모든 생활습관병이 다 그렇지만 위장병은 특히 스트레스와 밀접한 관계가 있다. 위장 내과를 찾는 많은 환자들의 경우, 그 증세는 직장이나 가정에서의 스트레스와 관련된 것들이 많다. 기분이 상한 상태에서 식사를 하면 쉽게 체한다든가, 걱정거리가 많이 생겼을 때 속이 쓰리고 급성 설사나 변비가 생긴다든가 하는 것 등은 일상생활에서 흔히 찾아볼 수 있는 일들이다.

스트레스성 궤양 및 과민성 위장, 대장 증후군 등은 우리에게 알려진 지 오래됐지만 정확히 어떠한 원리로 통증과 소화 불량을 일으키는지는 아직 밝혀지지 않았다. 다만 특정한 스트레스 요인으로 인해 뇌와 신체 여러 기관에서 분비된 호르몬과 각종 화학 성분들이 신체 기관에 영향을 주는 것 정도로만 이해되고 있다.

우리가 익히 들어 알고 있는 엔도르핀의 작용도 이러한 스트레스와 몸의 반응에서 비롯되는 수십, 아니 수백 종의 화학 성분 중 하나에 불과한 것을 볼 때 현대 의학이 풀어야 할 과제가 너무나 많다는 것을 새삼 깨닫게 된다. 그러나 여기서 한 가지 분명한 사실은 우리 자신의 강한 의지와 힘이 발휘된다면 스트레스는 어렵지 않게 풀고 이겨 낼 수 있다는 것이다.

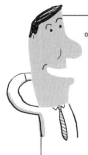

■ Are you gutsy?

담 큰 사람이 되자

〈정신력〉이라고 하면 생각나는 말이 있다. 미국에서는 〈He has guts〉 아니면 〈He is gutsy〉라는 표현을 자주 쓴다. 여기서 〈gut〉는 〈위장〉이라는 뜻으로, 이 문장의 뜻은 〈그는 참 용기가 있다〉 아니면 〈담이 크다〉로 해석된다. 우리말에도 〈담이 크다〉라는 말이 있는데, 여기서 담이란 소화 기관의 일부인 쓸개를 말한다.

왜 용기와 끈기가 있다는 말을 표현하는 데 동서양을 막론하고 소화 기관인 위장과 담을 들춰 냈는지는 정확히 알 수 없다. 하지만 아마도 소화 기관과 정신력 간의 연관성을 나타낸 말이 아닌가 싶다. 다시 말해 스트레스는 인체의 소화 기관에 여러 악영향을 미칠 수 있지만, 굳건한 정신력으로 이를 조절한다면 스트레스가 일으키는 병과 증세를 예방할 수 있다는 뜻이 숨겨진 말이다.

물론 정신력이 좌우하는 것은 소화기 질환만이 아니다. 우리 신체의 모든 기관에서 생길 수 있는 병과 증세라면 다 관련이 있을 것이다. 이런 차원에서 스트

레스의 악영향에서 벗어나려면 우리 모두 좀 더 건전한 생활 습관을 확립하고
보다 강한 정신력을 키우도록 노력해야 하리라.

〈회사 일이 많고 스트레스가 쌓이면 하루에 몇 번이나 설사를 해
요.〉, 〈직장을 옮긴 뒤로 배변이 힘들어졌어요. 3일에 한 번도 제
대로 볼 수가 없어요.〉, 〈저는 밥만 먹으면 배 끓는 소리가 심해
지고 곧바로 화장실로 달려가야만 해요.〉

이상은 필자가 위장 내과 진료실에서 매일 듣는 환자들의 불평이다. 스트레스나 긴장에서 오는 영향이 어떻게 우리 몸속에 있는 소화 기관의 기능을 변화시키는지, 의사는 이러한 환자들의 불편함을 속 시원히 풀어 주지 못할 때가 많다.

일반적으로 건강한 성인의 정상적인 배변 횟수는 1일 3회부터 3일 1회에 이르기까지 다양하다. 변의 농도와 질도 여러 형태로 나타날 수 있다. 임상적인 측면에서 설사란, 일반식을 할 때 1일 배변량이 200그램을 초과할 경우를 말하며, 묽은 변을 자주 본다고 해서 반드시 설사라고 할 수는 없다. 과민성 대장 증후군 증세 대부분은 배변량의 문제보다는, 설사기가 있는 잦은 배변과 변비 증세가 복합된 불규칙적인 배변을 보는 것이다. 흥미로운 것은 이러한 증세를 겪고 있는 환자 대다수가 직장에서 활동하는 동안과 취침할 때는 별문제를 느끼지 않는다는 사실이다. 혈변, 식욕과 체중 변화, 빈혈 등 간단한 진료를 통해 문제가 발견되지 않는다면 과민성 대장 증후군이 아닐지 의심해 봐야 한다.

과민성 대장 증후군은 대표적인 기능적 소화기 질환이다. 다른 분야에서와 마찬가지로 위장 내과에서도 모든 질환을 기질적 질환과 기능적 질환으로 나눈다. 기질적 질환은 육안이나 현미경으로 보아서 조직에 이상이 있는 유기적 질환으로, 대표적인 예로는 위염, 소화성 궤양, 담석증, 각종 암 등을 들 수 있다. 반면에 기능적 질환은 조직학적으로나 일반적인 진단 방법으로는 아무 이상이 발견되지 않는 것을 일컫는다.

과민성 대장 증후군은 소화 기관 어느 부분에서나 생길 수 있다. 고유의 증상은 없으며 대표적인 증상으로는, 첫째, 배 부위가 불편할 수 있다. 둘째,

변을 보는 시간이 일정하지 않고 변비가 있거나 설사가 빈번하거나 아니면 변비와 설사가 번갈아 있을 수 있다. 셋째, 묽은 변을 자주 보아도 변의 양은 정상이다. 넷째, 식후에 곧 변을 봐야 하는 불편함이 있다. 다섯째, 취침 중에는 아무 증세가 없고 혈변이나 체중의 변화도 보이지 않는다. 이러한 증상들이 있는 환자를 검진해 보면 극히 정상이며, 혈액 검사, 내시경 검사 및 여러 가지 검진 결과들이 정상으로 나타날 때 비로소 과민성 대장 증후군이라는 진단을 내리게 된다.

과민성 대장 증후군의 증세를 일으키는 원리는 확실히 알려져 있지 않지만 위, 장의 고유 운동성의 변화에서 오는 것으로 이해되고 있다. 소화 기관의 고유 운동성은 음식물 속에 있는 화학적 요소의 영향은 물론, 각 기관으로 침투되어 있는 신경 조직과 혈관, 그리고 이를 통해서 전달되는 호르몬 및 여러 요소에 의해 조정되는 기능이라 볼 수 있다.

이들 가운데 많은 요소의 발생이 뇌에 근원을 두고 있으며, 스트레스 반응에 의해 영향을 받는다는 사실을 감안한다면 과민성 대장 증후군의 많은 증세들은 신경 생리학적인 변화에서 비롯된다고 주장해 볼 만하다. 과민성 대장 증후군을 진단하기 위해서는 다른 유기적 질환들을 제외한 다음에야 가능하기 때문에 환자들은 변 검사를 포함한 신체검사와 혈액 검사는 물론, 경우에 따라서는 간단한 엑스레이 및 내시경 검사를 받아 볼 필요가 있다.

한 가지 치료 방법으로, 섬유질이 많이 포함된 음식물의 섭취량을 늘리고 규칙적인 운동을 시작해 보는 것이 좋겠다. 필요하다면 섬유 보충제를 규칙적으로 복용하는 것도 좋은 방법이라고 생각한다. 그러나 어떤 경우에는 환자의 증세가 과민성 대장 증후군 외에 유기적 질환에 근거를 둘 수도 있다. 예를 들면 궤양성 대장염, 세균성 장염, 소화성 궤양, 담도염 및 췌장염과 같은 여러 질환들의 발생 가능성을 배제해서는 안 될 것이다. 또한 마그네슘이 혼합된 제산제와 여러 (위장)약들도 설사나 변비 같은 비슷한 문제점을 유발시킬 수 있다는 점을 잊지 말아야 한다. 이와 같이 다방면에서 고려해 볼 때 환자의 증세가 장기간 지속된다면 전문의와 상담을 하거나 검진을 실시하는 것이 필요하다.

체크 포인트

과민성 대장 증후군 치료법

1 섬유질이 많이 포함된 식이 요법.

2 규칙적인 운동.

3 약물 치료.

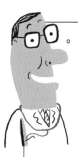

■ 과민성 대장 증후군 − 서두르지 말자……그게 진짜 웰빙!

삶의 문제들은 사실 〈저 밖〉에 있지 않고 〈이 안〉에 있습니다.
모든 것이 이 안에서, 마음에 의해 결정됩니다.
— 에크낫 이스워런

바야흐로 웰빙 시대

그야말로 여기저기서 웰빙 웰빙 하는데 그게 과연 무슨 뜻일까?

물론 웰빙이라는 말 자체는 그리 이해하기 어렵지 않다. 잘 먹고 잘 살려는 생활 방식에 관계되어 있는 문화 풍조임에는 틀림없다. 도심의 공해와 눈코 뜰 새 없이 바쁜 현대인의 생활에서 벗어나, 유기농 야채와 곡식으로 만들어진 신선한 건강식을 섭취하고 스파와 헬스클럽이나 요가 센터를 찾아 하루의 스트레스를 건전하게 날려 버리는 것들이 웰빙의 일환으로 알려져 있기도 하다.

즉, 웰빙은 현대인의 육체적 그리고 더 나아가 정신적 건강 증진을 도모하기 위한 하나의 문화 운동이라고도 볼 수 있다. 그러나 이러한 웰빙이 자칫 상업적으로 이용되어 유기농, 천연 주스, 아로마 등 여러 부가적인 것들이 웰빙의 주요 요소인 양 잘못 인식되는 것은 바로잡아야 한다.

50대 P씨를 한 예로 들어 보자. P씨는 건강한 식사 습관과 운동 생활을 하며 지내는 중산층 주부다. 파트타임으로 부동산 중개 일을 하는 P씨는 늘 허둥지둥 바빠 보이지만 하루도 빠짐없이 야채류, 잡곡, 비타민(5가지 종류의) 등 건강 식품은 물론 일주일에 두세 번씩 18홀(골프), 헬스에서의 스파 등 나름대로 건강 챙기기에 바쁘다. 그런데도 불구하고 가끔 자신을 귀찮게 하는 불면증, 두통, 복통과 설사 때문에 의사를 찾기 시작한 지 벌써 6년째다. 책에 있는 웬만한 검사는 다 해보았지만, 모두 정상이었다. 급기야 마이그레인과 과민성 대장 증후군이라는 진단을 받게 되었다. 〈탈 날 병은 아니래〉 하면서도 자신의 라이프 스타일을 괴롭히는 설사와 복통은 하나의 고질병 같다는 생각이다.

P씨는 분명히 나름대로 웰빙을 하고 있음에 틀림없다. 건강을 중시하여 몸에 좋은 음식물과 운동 생활, 스파 및 레크리에이션도 챙기고 있다. 그러나 한 가지 확실하지 않은 것은 그가 자신의 마음과 정신 건강을 위해 무엇을 하고 있나 하는 것이다.

물론 이렇게 서두르는 생활은 P씨뿐만이 아니다. 현대인의 생활은 너무 바쁘고 급하기 짝이 없다. 대부분의 성인병이 그릇된 생활 습관에서 비롯되는 줄 알면서도 우리는 자신의 생활 습관을 한번 심각하게 생각해 볼 시간은 물론, 심지어 무엇을 위해 사는지조차 생각할 시간이 없다. 아무튼 이렇게 시간에 쫓기다 보면 일에 대한 능률 또한 떨어지고 이러한 삶에서 얻어지는 스트레스는 건강을 해치게 된다.

건강을 위해서라면 하던 일을 잠깐 멈추고 자신의 생활 습관을 점검해 보는 것이 필요하다. 그야말로 〈속이 편해야 속이 편해진다〉는 말이 있는데, 어떻게 하면 속을 편하게 할 수 있을까? 우선 자신의 속을 들여다볼 수 있는 시간적 여유가 있어야 한다. 그러기 위해서는 서두르지 말아야 한다. 속도를 늦추어야 한다. 남보다 조금 느리더라도 한 걸음 쉬어 가며 평정을 되찾고 침착하게 자신의 생활을 돌아볼 줄 알아야 한다.

작가 에크낫 이스워런이 쓴 『마음의 속도를 늦추어라 Take your time』라는 책이 있다. 이 책 안에서 이스워런은 현대 문명은 스피드 광을 낳았고 많은 사람들이 스피드 광증에 걸려 있다는 말을 했다. 늘 시간에 쫓기는 삶에 시달리다 보니 맨 처음에는 단순한 신경 긴장이지만, 나중에는 신중히 고려하고 선택할 사고를 할 수 없게 된다는 말이다. 한번은 작가 이스워런이 귀가 아파 병원에 갔는데 의사는 양쪽 귀는 꼼꼼히 들여다보았지만, 귀 사이 자신의 얼굴은 별로 본 것 같지 않았다고 한다. 이 말에서 우리는 바쁜 생활의 틀 안에서 하나의 기계처럼 움직이고 있지는 않은지 한번 심각하게 생각해 보게 된다.

현대인의 스트레스는 우리 자신이 절제할 수 없는 빠른 삶의 속도에서 비롯된다. 이러한 스트레스를 조절할 줄 알아야 정신이 편안해지고, 그래야 그 다른 〈속〉도 편해질 것이다. 이렇게 몸과 정신이 모두 편안해질 수 있도록 자신의 〈속〉을 들여다볼 줄 아는 마음 자세야말로 진정한 웰빙이다. 웰빙은 편안한 마음의 자세, 즉 자제할 수 있는 자기 관리에서 비롯되는 것이다. 그러기 위해서는 모든 일에 있어 〈TAKE TIME〉하며 서두르지 말아야 할 것이다.

y s p e p s i a   **P** e p t i c u l c e r
Pylori   constipation   diarrhea   **E. Coli**
c   **g a s t r i t i s**   H e l i c o b

감염성 설사 질환

설사 질환은 크게 감염 질환과 비감염성 질환으로 구분할 수 있으며 비감염성 설사 질환의 원인은 스트레스, 음식물, 약물, 과민성 대장 증후군, 당뇨, 갑상선 중독증 및 내분비 종양 질환에 이르기까지 광범위하기 짝이 없다.

그러나 대부분의 설사 질환은 감염 질환으로, 전 세계적으로 호흡기 감염 질환에 이어 두 번째로 많이 발생한다. 특히 급성 설사병은 세계적으로 가장 중대한 건강 문제 중 하나다. 세계보건기구의 보고에 의하면 매년 40억 건의 설사병이 발생하며, 200만 명 이상이 설사병으로 사망한다고 한다. 이 중 대부분은 5세 미만의 어린이들이다. 특히 위생 시설이 미약한 개발 도상국의 높은 설사 질환 발병률과 사망률을 감소시키기 위한 사업은 매우 중요하다.

설사의 기전과 종류에 대해서는 1장에 설명되어 있다. 여기서는 현대인이 가장 많이 겪는 감염성 설사 질환들을 식중독, 클로스트리디움 디피실, 여행자 설사병이라는 종목 아래 수록했다.

__식중독, 흔한 급성 설사의 원인

현대인에게 가장 많이 발생하는 급성 설사병의 주요인은 바이러스와 세균으로 인한 위장염이다.

바이러스 장염은 바이러스에 의해 위와 장 안에 염증이 발생하여 증상이 나타나는 질환이라고 생각하면 된다. 우리가 흔히 말하는 유행성 설사증, 급성 감염성 비세균성 장염, 동절기 구토병 등은 모두 이 바이러스성 장염에 속한다. 바이러스성 장염을 일으키는 주요 바이러스는 노로바이러스 *norovirus* 그룹과 로타바이러스 *rotavirus* 그룹이 있다.

노로바이러스는 주로 식수나 감염된 음식물을 통해 감염되지만 사람과 직접적인 접촉을 통해서도 감염이 가능하며, 증상으로는 주로 구토, 설사, 복통 및 발열 현상이 나타난다. 거의 대부분 아무 치료를 하지 않아도 증상 발현 후 3일 내에 저절로 회복되므로 탈수가 되지 않도록 대증 요법 외에는 별다른 조치가 필요 없다. 그러나 영유아나 노인층에서는 간혹 탈수 등으로 심각한 결과를 초래하여 적극적인 처치가 필요하기도 하다.

로타바이러스 장염은 영유아에게서 가장 흔한 바이러스성 위장관염 질환으로, 주로 5세 이하의 영유아에게서 겨울철 설사 질환을 일으킨다. 성인 감염의 경우 별 증상이 없지만, 영유아의 경우 발열, 구토로 시작하여 급기야는 심한 설사로 이어질 수도 있으므로 탈수 가능성에 대한 적절한 조치가 필요하다. 특히 유아원 등 영유아들이 많이 모여 있는 곳에서는 집단적인 발병을 막기 위한 주의가 필요하다. 아이들의 간격을 충분히 유지하며, 항상 손을 깨끗이 씻고, 기저귀를 갈 때 분변이 묻지 않도록 조심해야 한다. 만약 로타바이러스 감염이 의심되는 영유아가 있을 때에는 적절히 격리시

켜서 다른 아이들에게 전염되는 것을 방지해야 한다

급성 설사병의 가장 큰 원인인 세균성 장염을 유발하는 세균의 종류는 다양하다. 포도 상구균인 연쇄 상구균 *staphylococci*과 장 독소 생성 대장균 *enterotoxigenic Escherichia coli*을 비롯해서 살모넬라 *salmonella*, 시겔라 *shigella*, 캄필로박터 *Campylobacter jejuni*, 장 침입성 대장균 *invasive E. coli*, 예르시니아 *Yersinia*, 클로스트리디움 디피실 *clostridium difficile*과 같은 박테리아와 지아디아 *giardia*나 아미바 *entamoeba* 같은 기생충이 주요인이다.

장 독소 생성 대장균은 콜레라와 유사한 독소를 생성 분비해서 살모넬라나 지아디아, 아미바와 같은 비염증성 설사를 유발하는가 하면, 장 침입성 대장균과 같은 다른 종류의 대장균이나 시겔라, 캄필로박터, 예르시니아, 클로스트리디움 디피실 등은 침입성 장독소 또는 세포 독소를 생산하는 장독소가 장 점막을 손상시키거나 파괴함으로써 발생하며 염증성 설사를 유발하고 위의 비염증성 설사보다 증상이 더 심하고 오래 지속되기 때문에 이 두 가지를 감별하는 것이 중요하다.

이러한 세균성 설사 질환의 증상은 앞에서 언급했듯이, 비염증성 설사일 경우에는 심한 설사를 통해 탈수 현상을 가져다줄 수 있지만 그 외에 복통이나 발열과 혈변을 가져다주지 않는다.

그러므로 대부분의 경우 항생제 치료나 입원 치료가 필요 없고 탈수를 예방 치료하는 수액 공급이나 대증 요법으로 충분하다. 반면 염증성 설사 질환은 더러 심한 복통과 발열 현상을 가져다주며 때로는 설사와 동반되는 혈변으로 인해 입원 치료가 불가피할 때가 있다.

식중독

〈어제 식당에서 친구들과 음식을 먹었는데 새벽에 복통을 느끼면서 깨었고 구토 및 설사가 시작되었다〉는 어떤 환자 분의 이야기를 들으면 아마도 누구나 〈식중독〉 아닐까 생각하기 마련이다. 그런데 똑같은 음식을 먹은 네 사람 다 비슷한 증상을 가지고 있다면 〈식중독〉이라는 진단에 별 무리가 없겠지만, 〈다들 괜찮은데 왜 하필 나만 그럴까요?〉라고 질문하는 경우도 〈식중독〉을 배제할 수 없다. 음식을 다같이 먹었지만 유독 독소가 있는 음식물을 자신이 제일 많이 섭취했을 수도 있고, 똑같은 양의 독소를 섭취했다 하더라도 사람마다 반응은 각기 다를 수 있기 때문이다.

식중독이란?

일상생활에서 가장 많이 접하는 설사 질환 중 하나는 식중독이다. 식중독이란 일반적으로 오염된 식품을 섭취하여 발생하는 질병으로 그 원인은 세균성 감염이나 바이러스 감염에 의한 것이 가장 많고 알레르기에 의한 것도 적지 않다. 가장 빈번히 발생하는 바이러스는 노로바이러스 그룹이며 세균으로는 캄필로박터, 살모넬라, 클로스트리디움 디피실, 시겔라, 포도상 구균을 들 수 있다.

세균과 바이러스 외에도, 화학 물질과 독성이 있는 음식물을 통해 복통과 설사가 발생할 수 있는데, 주요인으로는 어류와 독버섯을 들 수 있다.

성인의 경우, 바이러스성 식중독은 대부분 증세도 그리 심하지 않고 큰 문제로 확산되지 않으며 거의 대증 요법으로 하루 이틀 안에 좋아진다. 그러나 세균성 식중독은 더러 심한 증세를 일으킬 수 있다. 식중독 발생 최다 환자수를 기록한 식중독의 주요인들 중 원인 세균 몇 가지를 알아보자.

포도상 구균 식중독

포도상 구균 식중독*Staphylococcus aureus*균은 독소형 식중독으로 오염된 음식에서 균이 증식하여 독소를 형성하는데, 이 독소는 내열성이 있어 재가열해도 파괴되지 않고 증세를 유발한다. 여러 종류의 식품에서 증식이 가능하기 때문에 그 원인 식품은 다양하지만 주로 김밥, 순대, 닭꼬치 등 길거리 판매 음식에서 많이 발견된다. 감염된 손을 통해 음식에 세균이 들어와 증식하며 독소를 생성한다. 오염된 음식을 섭취한 후 가장 빨리 증세를 유발하는 식중독으로, 1~6시간 안에 증세가 나타나는데 설사에 앞서 구토가 일어나는 경우가 많으며 대부분 복통도 발생한다. 소수의 경우 미열 현상이 나타나지만 대부분 아무 치료 없이 24~48시간 내에 회복된다.

살모넬라

살모넬라*Salmonella* 식중독은 살모넬라균에 오염된 식품에 의해서 발생하며 주 감염원은 오염된 육류나 우유, 그리고 특히 계란 등의 난류 식품 등을 비롯해 특정 식품 외에도 발생할 수 있는 다양한 양상을 보인다.

살모넬라 식중독의 잠복 기간은 대개 24시간 전후이며 주요 증상은 구토, 복통, 설사, 발열 현상이 있다. 대부분 대증 요법만으로도 3~4일 이내에 회복되지만, 탈수가 심할 경우에는 수액 치료가 필요할 수 있다. 항생제는 거의 필요하지 않으나, 간혹 치명적인 결과를 초래할 수 있는 영유아나 노약자 등에게는 선택적으로 사용할 수 있다. 간혹 살모넬라 식중독으로 인해 대장염이 발생할 경우에는 심한 설사가 더 지속될 수 있고 혈변이 나타나며 더러 심한 궤양성 대장 염증과 패혈증을 유발할 수도 있다.

식중독의 경우, 어떤 의사들은 불필요한 항생제 치료를 시행하는데, 특히 살모넬라 식중독에서는 항생제 치료에 더욱 세심한 고려가 요망된다. 항생제를 복용하면 일시적으로 살모넬라균이 소실되지만 차후 살모넬라균 장기 보균자가 될 수 있으며 더러 항생제 내성 문제를 발현시킬 수 있다.

살모넬라 감염을 예방하는 최선의 방법은 조리나 배식하는 사람들의 철저한 위생 관리다. 또한 살모넬라균은 열에 약하기 때문에 저온 살균(62~65℃에서 30분 가열)만으로도 충분히 균을 사멸시킬 수 있다. 때문에 충분히 가열된 조리 식품만으로도 얼마든지 살모넬라 식중독은 예방할 수 있다.

비브리오 장염

비브리오 장염 *Vibrio parahaemolyticus*은 완전히 조리되지 않은 생선과 어패류 등 해산물의 섭취로 발생하는 대표적 세균성 식중독이다. 오염된 음식을 섭취한 후 6~48시간 내에 나타나는 전형적인 증세는 두통, 구토, 복통, 미열, 설사, 근육통 등이며 수액을 공급하고 대증 치료를 하면 대체로 별문제 없이 3일 이내에 회복되기 마련이지만 상처 난 피부를 통해 몸속으로 침범해 비브리오 패혈증을 일으킬 수도 있다. 더러 혈변이 보이는 경우도 있지만 곧 사라지게 된다. 특히 간 질환이 있는 사람은 오한과 저혈압으로 인한 쇼크, 혈관 응고 증상으로 사망할 수 있으니 주의가 필요하다. 오염된 어패류를 피하고 해산물들을 익혀 먹으면 비브리오 장염을 예방할 수 있다.

시겔라

세균성 이질을 일으키는 시겔라*Shigella*균은 오염된 음식, 손, 대변 등을 통해 직접 또는 간접적으로 입에 들어가면서 전파된다. 3~4일간의 잠복기를 거쳐 발열, 복통, 구토, 설사를 유발하는데, 물 같은 대변에 혈액이 나오거나 고름이 섞여 나오기도 한다. 이런 증상이 나타나는 것은 장에서 증식한 시겔라균이 만들어 낸 독소가 장기 점막을 침범하기 때문이다.

설사 질환을 유발하는 모든 세균과 바이러스와 마찬가지로 세균성 이질 또한 위생 상태가 좋지 않은 곳에서 발생할 수 있으므로 위생에 각별한 주의가 요망된다.

대증 요법으로 탈수 현상을 치료하며 나아지는 경우도 있지만, 대부분의 경우 항생제 치료를 하게 된다. 시프로*cipro*와 같은 퀴놀론*quinolone*계 항생제로 비교적 쉽게 치료할 수 있다.

대장균

대부분의 대장균*E. coli*은 사람이나 동물의 장관 내 분포하는 장내 세균으로, 장의 정상적인 생리 기능을 유지하는 데 도움을 주고 대부분 병원성이 없다. 그러나 특이 혈청형을 가진 대장균들은 급성 위장염이나 설사 질환을 일으킬 수 있다. 심각한 설사 질환을 유발하는 장 병원성 대장균 세 가지만 소개하자면 다음과 같다.

첫째, 장 독소 생성 대장균*Enterotoxigenic E. coli*이 있다. 이 대장균은 독소를 생성 분비하여 설사를 유발한다. 여행자 설사병의 원인균으로 감염된 지 12시간 후에 급성 위장염, 복통 및 콜레라 경우와 유사한 설사를 일으킬 수 있다. 대부분의 경우, 증세가 오래가지 않으므로 대증 요법 외에는 치료가 필요하지 않다.

둘째, 장 침입성 대장균*Enteroinvasive E. coli*은 이질균처럼 대장 점막 상피세포에 침입, 증식하는 성질이 있어서 이질과 유사한 장염을 일으킨다. 증상 또한 이질과 유사하여 발열, 복통, 구토, 설사 및 혈변을 유발할 수 있다.

셋째, 장 출혈성 대장균*Enterohemorrhagic E.coli*으로 0-157:H7 대장균으로도 알려져 있다. 잠복기는 3~5일이며 덜 익거나 충분히 살균되지 않은 우유, 햄버거와 같은 육류 및 감염자의 분변에 오염된 식품이나 물을 통해서 전파될 수 있다. 복통, 발열, 설사와 더불어 출혈성 대장염을 일으킬 뿐 아니라 급성 신부전, 혈소판 감소증, 미세혈관병성 용혈성 빈혈을 일으킬 수 있는 용혈성 요독 증후군을 유발할 수 있다. 특히 항생제 치료를 했을 경우 용혈성 요독 증후군을 유발할 수 있으므로 가능한 한 항생제 치료는 하지 않는 것을 추천한다.

__클로스트리디움 디피실

올해 52세 되는 박씨는 지난 한 달 이상 설사 때문에 큰 고생을 했다. 그야말로 시도 때도 없이 신호가 와 아무 데도 마음 놓고 갈 수 없는 지경이었다. 지난주에는 회사에서 큰 모임이 있었는데 몇 번씩이나 급하게 화장실에 다녀와 주위 사람들 보기에 보통 민망하지 않았다. 이제까지 살아오면서 배변 문제라고는 전혀 없었던 박씨에게 설사병이 생긴 것은 두 달 전 방광염을 심하게 앓은 후부터였다. 방광염은 항생제로 치료된 듯했으나, 박씨의 생각으로는 마치 방광염과 설사가 어떤 관계가 있는 것 같았다. 박씨의 증세를 자세히 들어 보니 대변 횟수는 하루에 여덟 번 이상으로 아랫배의 가벼운 통증이 동반되었다. 대변은 완전히 물 설사 그 자체였으나, 피가 보이지는 않았고 구토나 발열 현상도 없었다.

박씨의 설사 질환은 아주 최근, 즉 두 달 안에 생긴 일임에는 틀림이 없다. 그러므로 지난 두 달 안에 생긴 어떤 일에 의해 발생한 일인 것이다. 여기서 박씨가 현재 겪고 있는 문제점의 원인에 대한 힌트는 방광염 병력이 제공하고 있다. 박씨가 방광염을 치료하기 위해 복용한 항생제로 인해 생긴 문제인 것이다. 대장 내시경 검사 결과 박씨는 클로스트리디움 디피실 *C. difficile*이라는 세균성 설사 질환으로 판정되었고, 항생제 메트로니다졸로 완쾌할 수 있었다.

박씨가 가졌던 클로스트리디움 디피실은 매년 수백만 명의 환자가 겪는 비교적 매우 흔한 대장 감염의 원인균이다. 현재 항생제를 복용하고 있거나 최근에 복용한 적이 있는 환자들은 감염될 확률이 높다. 항생제가 장내 정상 세균들을 죽이게 되면 균이 대장에서 번식하게 되어 독소를 생성 분비하여 설사 및 여러 증세를 일으킬 수 있다. 그러나 클로스트리디움 디피실균에 감염되었다고 모두 증세가 나타나는 것은 아니다. 감염자 중 대다수는 증상을 나타내지 않지만 세균 보균자가 되어 다른 사람들에게 전염시킬 수 있다. 클로스트리디움 디피실균이 생성한 독소는 설사, 복통, 발열, 백혈구 수치의 증가, 구토 등을 일으킨다. 심하게 감염된 환자들의 경우 장 내벽에 심한 염증이 생기게 되어 대장염을 일으킬 수 있으며 드물게는 장벽이 헐어 구멍이 생겨 복강 내 감염도 발생할 수 있다.

처음에는 클린다마이신 *clindamycin* 같은 항생제가 클로스트리디움 디피실 장염의 원인으로 널리 알려져 왔지만, 이제는 흔히 처방되는 어느 항생제든지 연관될 수 있으므로 불필요한 항생제 복용은 피해야 한다.

진단과 치료

클로스트리디움 디피실 감염을 진단하는 방법은 여러 가지가 있다. 제일 간단한 방법은 채변 검사다. 이는 감염이 의심되는 환자의 변을 채취하여 변 속에 클로스트리디움 디피실이 생성하여 분비하는 독소의 유무 상태를 직접 검사하는 방법이다. 또한 대장 내시경을 통해 직접 변과 변의 분비물을 채취하여 독소 검사를 하고 클로스트리디움 디피실 독소에 의해 장 내벽이 얼마나 손상되었는지도 파악할 수 있다.

클로스트리디움 디피실 장염의 치료는 탈수를 교정하고 종래의 항생제 사용을 중단하며 클로스트리디움 디피실균을 박멸하는 항생제를 복용하는 것이다. 클로스트리디움 디피실에 효과적인 항생제로는 메트로니다졸 *metronidazole*과 뱅코마이신 *vancomycin*이 있으며 대부분의 환자는 치료가 이루어질 경우 2~3일 내에 호전되어 10일 내에 완치될 수 있다.

치료 못지않게 중요한 것은 예방이다

항생제 남용과 오용에 유의해야 한다. 항생제를 사용할 때는 신중을 기해야 한다. 항생제를 스스로 복용하거나, 정확한 진단 또는 적절한 처방 없이 사용하는 것은 삼가야 한다. 또한 무증상 상태인 보균자가 다른 사람들에게 감염시킬 수 있으므로 손을 잘 닦고 위생에 각별한 주의가 필요하다.

__여행자 설사병

현대 사회는 바야흐로 여행의 시대다. 교통수단이 발달함에 따라 세계는 급속도로 좁아지고 있다. 그러다 보니 여행자들이 많이 늘고 있으며 이에 결부된 건강 문제 또한 심각해질 수 있다. 그리고 아마도 여행자들에게 가장 흔히 생기는 건강 문제 중 하나는 여행지에서 겪는 설사가 아닐까 싶다.

여행자 설사의 원인

여행자 설사병*travellers' diarrhea*의 주요 원인은 비위생적인 음식물에 들어 있는 기생충, 바이러스, 세균, 그리고 세균이 만들어 분비해 낸 독소 물질 때문이다. 이러한 음식물을 섭취했을 때 생길 수 있는 증상으로는 권태, 식욕 부진, 메스꺼움, 두통, 복부 팽만감, 설사가 있다. 증세가 심할 때는 구토, 복통, 심한 설사로 인한 탈수 현상이 있을 수 있으며, 드물게는 열이 지속되고 혈변이 있을 수도 있다. 대부분의 경우 목적지에 도착한 지 5일 정도 후에 발생하고, 대부분 증세가 심하지 않으며 4~6일 안에 자연스럽게 회복되는 것이 보통이다. 하지만 때로는 열흘 넘도록 설사가 지속되는 경우도 있다.

여행자 설사병에 걸리지 않으려면 여행을 하는 동안 섭취하는 음식물의 위생 수준을 이해하는 것이 가장 중요하다. 호텔에서의 식사가 동네 구석의 조그만 식당에서 별미를 맛보는 것보다는 안전할 것이며, 감염된 물, 그 물로 씻은 과일이나 채소, 그리고 회, 완전히 익히지 않은 고기류 등의 섭취는 자제하여야 할 것이다.

예방 차원에서 항생제나 약물을 여행 전에 미리 복용하는 것도 가능하지만, 항생제로 인한 부작용과 항생제에 대한 내성 문제, 그리고 여행자 설사의 증세가 비교적 경미하기 때문에 모든 일반인에게 동일하게 항생제를 예방약으로 추천하고 있지는 않다. 하지만 심각한 만성 질환과 역결핍성 질환이 있는 사람들, 위험도가 매우 높은 지역으로 여행을 가는 경우에는 예방 차원에서 약물을 복용할 수 있다.

여행자 설사의 원인 균들

여행자 설사를 유발하는 원인 균에는 여러 가지가 있으며, 이는 지역마다 다르게 나타난다. 위에서 언급한 급성 설사의 원인 균과 바이러스 모두가 대상 요인이다. 비교적 위생 시설이 낙후된 곳에서는 대장균, 캄필로박터, 시겔라, 살모넬라 등을 볼 수 있고, 바이러스로는 로타바이러스가 가장 큰 원인이다. 이 중 대장균이 가장 흔히 나타나는데, 이 세균은 여러 독소 물질들을 분비한다. 이러한 세균 독소는 소장의 점막 세포에 영향을 가해 물과 이온의 흡수 작용을 막고 분비를 촉진시켜 설사를 일으킨다. 다행스럽게도 환자가 심각한 탈수 현상을 일으키는 경우는 드물고 자연적으로 회복되는 경우가 대부분이다. 또한 합병증 유발 가능성도 적으므로 항생제 복용이 대부분 필요 없다.

하지만 시겔라나 살모넬라의 경우는 좀 다르다. 이러한 세균들은 이질의 주원인이기도 하며 급성 질환으로 끝나지 않고 만성으로까지 지속될 수 있다. 복부에서 느끼는 경련, 설사, 혈변, 발열, 혈액 검사에서 발견되는 백혈구증 등은 자주 볼 수 있는 증상이다. 환자의 증세가 심하지 않을 경우에는 항생제 복용을 금하는 것이 좋다.

우리 한국 사회에서 쉽게 목격하는 그릇된 약 문화 중 하나가 복부의 통증과 설사 등의 문제가 생겼을 때 약국에 달려가 항생제를 받아 오는 경우인데, 이는 환자에게 해가 될 수 있다는 것을 명심하여야 한다. 이질의 경우에도 환자의 증세가 심하지 않으면 항생제 처방을 보류하고 관찰해 보는 것이 좋다. 섣불리 항생제를 복용했을 경우 세균의 내성이 생길 수 있으며 잘

못하면 만성 질환으로 전개될 수도 있기 때문이다. 특히 증세가 오래가거나 심할 경우에는 전문의에게 검진을 받아야 한다.

체크 포인트

자신이 여행자 설사병에 걸렸다고 생각된다면?

1 증세가 비교적 경미할 때는, 수분을 지속적으로 많이 섭취하는 것이 좋다. 일반식을 하면 설사가 더할 수 있기 때문에 당분간은 설탕과 소금을 탄 끓인 물이나 이온 음료를 섭취할 것을 권한다.

2 휴대용으로 가져간 펩토비스몰을 복용해도 도움이 될 수 있다. 메스꺼움이나 가벼운 복통은 해소가 가능하고 잠시간의 복용은 별문제 없을 것이다. 때에 따라서는 급할 경우 사전에 의사의 처방을 받고 준비해 간 항생제 등을 복용할 수도 있다.

3 설사가 심할 때, 특히 환자에게 열이 있거나 혈변이 있는 상태에서 지사제 복용은 위험할 수 있다. 지사제를 복용함으로써 장 속에 남아 있는 세균이나 독소를 배출하지 못할 경우에는 병이 더욱 악화될 수 있기 때문이다.

4 혈변이 보이거나 복통과 구토가 심하며 발열 현상이 지속되거나 탈수 현상이 생기면 곧 의사에게 진단을 받아 적절한 치료를 받아야 한다.

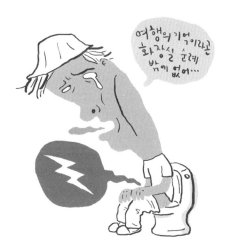

대장 게실

게실은 장의 내부 압력으로 인해 장 점막의 약한 부위를 통해 밖으로 돌출되어 생긴다. 위, 식도, 소장, 대장 어디에서나 생길 수 있지만 대장 게실 *Diverticulur Disease*이 가장 많은 임상적인 문제를 가져다준다. 섬유소가 결핍된 서양식 식생활이 가장 큰 요인으로, 미국이나 유럽 국가에서는 60세 이상 인구의 절반가량이 대장 게실을 가지고 있다.

__서양인과 동양인의 게실은 좀 다르다

서양인의 경우 대장 게실은 좌측의 S선 결장과 하행 결장에서 발견되지만 동양인이 경우 우측 결장에서 많이 발견된다. 대부분의 대장 게실은 아무런 증세가 없다. 일시적이고 가벼운 복통, 가스, 불규칙한 배변 같은 변화가 나타나기도 하지만 이러한 증세는 그리 오래가지 않기 때문에 병원을 찾을 필요를 느끼지 않는다.

__대장 게실의 문제점 두 가지: 출혈과 염증

대장 게실의 주요 합병증은 출혈 현상과 게실염 두 가지다. 통계에 의하면 15퍼센트 이상의 게실은 하혈을 일으킬 수 있지만 이 중 대부분은 경미하다. 그러나 동양인에게서 많이 발견되는 우측 결장에 위치한 대장 게실에서의 출혈 현상은 매우 심각할 수 있다. 게실 출혈은 전혀 통증이 동반되지 않는다. 심한 대장 출혈 현상이 있을 때는 게실 외에 혈관 이형성 출혈 또한 고려해야 한다.

대부분 출혈은 자연적으로 멈추기 때문에 수혈 외에 환자의 혈압과 모든 혈액 동태를 안정시키고 지켜보는 것으로 충분하지만 더러는 직접적인 치료가 필요할 때도 있다. 즉, 심한 출혈 현상을 보이면 수혈은 물론 때에 따라서 응급 수술이 필요할 때도 있다. 환자의 상태가 안정되어 있으면 대장 내시경으로 출혈 위치를 확인하고 동시에 지혈할 수도 있다. 이외에 혈관 조영술을 이용하여 출혈 위치를 확인하고 때로는 색전술을 통해 지혈할 수도 있다.

게실염은 게실의 가장 흔한 합병증으로 10~25퍼센트에서 일어나며 게실 천공을 유발하여 게실 안에 심한 염증을 일으킨다. 출혈은 없지만 주로 왼쪽 하복부에서의 통증과 발열 현상, 혈액 검사상 백혈구 상승을 보일 수 있다. CT 단층 촬영으로 쉽게 진단할 수 있으며 늦게 발견되지 않는 한 수술이 필요 없고 하루 이틀의 금식 내지 가벼운 물 식사와 항생제 복용만으로도 치료할 수 있다. 게실염의 위치가 오른쪽 아랫부분일 경우에는 더러 맹장염으로 오진해 수술실로 향할 때도 없지 않으니 무엇보다 정확한 진단이 중요하다. 또한 게실염의 증세를 방치하다가 뒤늦게 발견될 경우에는 복막염과 같은 심각한 합병증을 초래할 수도 있으므로 재빠른 진단이 중요하다.

__게실염이 한창일 때는 내시경 금지!

많은 분들이 〈배가 아프니 내시경을 해달라〉는 요청을 한다. 심지어는 의사에게 진찰 한번 받아 보지 않은 상태에서 전화로 〈배가 많이 아프니 대장 내시경 스케줄을 잡아 달라〉고 요청하는 경우도 있다. 만약 게실염이 심한 상태에서 대장 내시경 검사를 하면 심한 통증과 염증의 상태를 더욱 악화시킬 뿐 아니라 자칫 잘못되면 게실 천공을 유발할 수도 있으므로 조심해야 한다. 배가 많이 아파 와서 게실염이 의심될 경우에는 일단 CT 단층 촬영을 해보는 것이 안전하다. 게실염의 경우, 치료가 다 끝나고 염증이 가라앉은 다음에야 내시경 검사를 해볼 수 있다.

궤양성 대장염

궤양성 대장염은 대장 점막의 염증으로 인해 점막이 탈락되고 궤양화되어 점막의 기능 상실은 물론 출혈과 복통을 가져다줄 수 있는 만성적 질환이다. 대장의 상부, 즉 직장의 어느 곳에서든지 발병할 수 있는 궤양성 대장염은 동양인들보다는 서양인들에게서 많이 발견되는 질환이다. 아직은 확실한 원인이 밝혀지지 않았지만, 특히 대장암 발생과 깊은 관련이 있다는 점에서 대장의 주요 질환으로 큰 관심을 모으고 있다. 20년 전까지만 해도 한국인들에게는 별로 눈에 띄지 않던 질환이 이제는 급증하여, 조기 진단과 치료가 전문의들에게는 중요한 이슈가 되고 있다.

유전적 요인이 있다는 것은 많은 학자들이 인정하지만, 아직 확실한 연관 관계는 밝혀지지 않고 있다. 바이러스, 세균 및 여러 미세 기관 등이 궤양성 대장염의 원인으로 간주되기도 하지만 뚜렷한 확증은 없다. 현재 가장 설득력 있는 학설은 대장 점막이 세균과 독성 물질 등 외래 물질과 접할 때 주어진 유전적 환경 안에서 일으키는 자가 면역 반응에서 질환이 발생할 수 있다는 것이다. 주로 10~20대에 발병하지만 50~60대에 발병하는 경우도 적지 않다.

__다른 종류의 대장염

궤양성 대장염의 증세와 대장 점막에 생기는 병리적 변화는 이질균 같은 특정 세균성 대장염 질환과 유사할 수 있으므로 진단할 때 각별한 주의가 필요하다. 또한 점막 변화와 증세가 크론병과 많이 유사하지만, 궤양성 대장염은 대장에만 국한되어 있는 반면, 크론병은 소장을 비롯해 위장관 어디에서든 발병할 수 있다. 증세와 대장 검사만을 가지고 크론병과 궤양성 대장염을 구분하기 어려운 경우가 있는데, 이럴 때는 세밀한 신체 검진과 소장 촬영을 비롯한 여러 혈액 검사 등이 필요하다.

__증세와 진단

궤양성 대장염의 주요 증상으로는 설사, 복통, 혈변, 발열 등이 있고, 이와 관련된 문제로는 빈혈, 영양 결핍, 체중 감소 등을 들 수 있다. 궤양성 대장염은 대장암을 유발시킬 수 있기 때문에 세심한 진단과 치료가 환자의 건강을 위해서 매우 중요하다. 만성이며 증세는 호전과 악화를 반복한다. 확실한 진단을 내리기 위해서는 환자의 증세, 신체검사 및 중요한 혈액 검사 외에도 대장 조영술이나 대장 내시경 검사를 받아야 한다. 내시경 검사를 통해 할 수 있는 점막의 조직 검사는 때로 결정적인 단서를 알려 주기도 한다.

__대장암 발생 가능성

폴립 질환 외에도 만성 궤양성 대장염은 발암 가능성이 매우 높으므로 세심한 진단과 치료 및 관찰이 요구된다. 궤양성 대장염이 오랜 기간(10~15년 이상) 대장 전체에서 진행될 경우(전체 궤양성 대장염), 대장암의 발병률은 더욱 높아진다. 그러므로 증세가 없다고 하더라도 궤양성 대장염 환자는 정기적으로 대장 내시경 검사와 조직 검사를 통해서 암 선별 검사를 받아야 한다.

대장염을 완치시킬 수 있는 약은 아직 없지만 염증을 가라앉히는 약제들은 많이 개발되고 있다. 물론 궤양성 대장염의 완치 방법으로는 대장 제거 수술이 있지만, 대부분의 경우 대장염의 상태가 아주 나빠 약물 치료가 소용없거나, 합병증의 우려가 높은 경우를 제외하고는 약물 치료에 의존하고 있는 실정이다.

__대장염의 다른 합병증

가장 시급하고 위험한 합병증은 대장 천공으로, 대장의 운동이 갑자기 마비되면서 확장되는 독성 거대 결장으로 인해 생길 수 있다. 독성 거대 결장은 스테로이드 호르몬제를 복용하는 환자들에게서 발생할 때 더욱 심각해질 수 있다.

궤양성 대장염은 대장 외에도 증세를 보일 수 있는데, 이 중 피부의 붉은 반점이 생기는 홍반성 결절과 피부가 곪는 괴사성 피부 화농을 들 수 있다. 다행히 이러한 증세는 활동성 만성 대장염을 앓고 있는 환자들의 2퍼센트 정도에 한한다. 이외에도 5~10퍼센트 정도의 환자에게는 무릎, 손목, 발목 및 여러 관절염과 통증이 올 수 있다. 또한 소수이긴 하지만 간 안에 경화성 담도염도 동반될 수 있다.

__치료 방법

궤양성 대장염은 비교적 약물 치료에 좋은 반응을 보인다. 심하지 많을 경우에는 설파살라진을 비롯해 새로운 5-아미노살리신산을 사용해도 좋다. 경구용 외에 관장용으로도 나와 있으므로 병변이 주로 직장일 경우에는 관장약만으로도 치료가 가능하다. 부신 피질 호르몬제로 만든 관장약도 좋은 효과를 보인다.

혈변과 설사 및 증세가 심할 경우에는 부신 피질 호르몬제인 프레드니손이나 프레드니솔론 등을 사용할 수 있다. 호르몬제를 사용해도 증세가 걷잡을 수 없거나 호르몬제를 줄일 수 없는 상황에 이르면 새로 개발된 면역 억제제들을 사용할 수 있지만, 그래도 반응이 없을 경우에는 대장을 모두 제거하는 수술을 받기도 한다.

폴립과 대장암

__대장 내시경과 대장암 조기 진단

대장 내시경 검사는 대장암 외에도 여러 대장 질환들을 진단해 줄 수 있는 중요한 검사다. 대장 내시경 검사에는 대장의 왼쪽 부분만을 보는 S선 결장 내시경과 대장 전체를 보는 대장 내시경 검사 두 가지가 있다. 미국에서는 50세 이상의 사람들에게는 선별 차원에서 대장 내시경 검사를 받을 것을 권한다.

대장암은 대부분 암으로 진전되기 전에 폴립으로 발생할 수 있기 때문에, 내시경으로 조기 진단을 받았을 경우 폴립 제거술로 암 질환을 예방할 수 있다. 다른 질환과 마찬가지로, 대장암도 초기에는 별 증세가 없기 때문에 이러한 내시경 검사의 중요성이 절실하다.

대장(결장)은 상행 결장, 횡행 결장, 하행 결장, S선 결장, 그리고 직장으로 구분되며, S선 결장 내시경 검사로는 직장, S선 결장, 하행 결장을 볼 수 있다. 대장암은 대장 어느 부분에서나 발생할 수 있지만 직장, S선 결장, 하행 결장 부분에서의 발생이 모든 대장암의 60퍼센트 이상을 차지하고 있다. 그러므로 위험 요인이 높은 환자들은 대장 내시경 검사 등을 통해 대장 전체를 검사해야 하며 필요에 따라서는 시작 연령을 10년 이상 앞당길 수도 있다.

__대장 폴립의 발암 가능성

대부분의 대장암은 암으로 전개되기 전에 세포에서 변성이 일어나 조그마한 폴립(용종)이라는 양성 종양이 생기고, 이것이 점차 악화되면 국소적으로 암세포가 발생하는데, 진행은 비교적 느린 편이다. 다행히도 이러한 폴립 중에서 소수만이 악성화된다. 그런데 이 폴립은 세포 조직과 크기에 따라 암으로 발전될 확률이 다를 수 있다. 이렇게 폴립은 대장 어느 부분에서나 나타나 암이 될 가능성을 가지고 있기 때문에 대장암의 표적이라고도 생각할 수 있다. 현재 알려진 바로는, 성인의 30퍼센트 이상이 나이가 들면서 점차 대장 안에 폴립이 생기게 된다고 한다. 대부분의 폴립은 자라나다가 몇 밀리미터 정도 크기에서 진행을 멈추며, 따라서 암으로 발전할 가능성은 희박해진다. 물론 아주 조그마한 폴립이 암으로 나타나는 경우도 없지 않지만 말이다.

대장암이 폴립에서 어떻게 발전되는가에 대해서는 많은 연구가 있어 왔다. 분자 과학적 증명에 의해 밝혀진 바로는, 대부분의 대장암은 우리 몸 안의 염색체 5번 안에 있는 APC라고 하는 유전자가 변이 현상을 일으키면서 폴립이 생긴다고 이해되고 있다. 이렇게 폴립이 생긴 다음, 다른 유전자들의 변이 현상이 차례로 겹쳐지면 암으로 발전할 수 있다고 알려져 있다. 이러한 변이 현상들을 조절할 수 있는 요소들에는 유전적·환경적 요인들이 있다.

유전적인 요인을 증명하는 한 가지 예로는 가족성 용종성 대장암을 들 수 있다. 이런 경우에는 16세 정도 되면 대장 안에 수백 내지 수천 개의 폴립이 있게 되며, 대장 절제 수술을 받지 않으면 100퍼센트 대장암으로 발전하게 된다. 그러므로 가족 중 어린 연령에 대장암 병력이 있을 경우, 유전자 검사나 대장 내시경으로 선별 검사를 하여 빨리 진단을 내려야 한다.

대장암의 유전적인 요인을 입증하는 또 하나의 좋은 예로는 가족성 비용종성 대장암이 있다. 대장 폴립의 숫자는 훨씬 적으며 대장암으로 발전할 확률도 가족성 용종성 대장암보다는 낮다. 그러나 대장암의 발병률은 일반인에 비해 매우 높으므로 일찍 진단해 보기를 권한다. 가족성 비용종성 대장암도 주로 가족의 병력을 살펴보는 데서 시작한다. 세 명 이상의 가족이 대장암, 자궁 내막암, 신장계 암으로 진단받은 병력이 있으며, 2대에 걸쳐 대장암이 발견될 경우, 그리고 이 중 50세가 되기 전에 대장암이 발견되었을 경우 등이 있다.

폴립은 세포 조직에 따라 여러 종류로 구분될 수 있으며, 조직과 폴립의 크기에 따라 발암 가능성도 다르다. 예컨대 과형성 폴립은 발암 가능성이 없지만, 선종상 폴립일 경우에는 세포 종류에 따라 발암 가능성이 높아질 수 있다. 이러한 판단은 철저한 조직 검사를 통해 내려진다. 폴립의 형태 파악과 조직 분석 결과 없이는 발암 가능성에 대해 언급하기가 어렵다. 일반적으로 대장의 왼쪽(하행 결장, S선 결장, 직장) 부분에서 폴립이 발견되었을 경우, 다른 부분(상행 결장, 횡행 결장)에서 동시에 폴립이 발견될 확률은 20퍼센트가량이므로, 대장 전체를 검진하는 대장 내시경 검사를 받고 동시에 폴립 제거 시술을 받는 것이 바람직하다.

특히 폴립의 크기가 클 때는 시술한 지 3년 후에 재검진을 받는 것이 중요하다. 대장은 꼬불꼬불하고 복막 뒤에 고정되어 있지 않기 때문에, 정확한 검진을 하기 위해서는 고도의 기술이 요망되므로 경험이 풍부한 전문의에게 검진받을 것을 권한다.

일반적으로 크기가 비교적 작은 폴립은 발암 가능성이 적다. 다시 말해 1센티미터가 안 되는 폴립이 악성일 확률은 매우 적은 것이다. 그러나 폴립은 폴립이다. 즉, 발암 가능성이 조금이나마 있을 수 있다는 말이다. 이를 반증해 줄 수 있는 예들은 많다.

이씨는 평소 건강에 아무 문제가 없지만 선별 차원에서 대장 내시경 검사를 받게 되었다. 검사 결과 0.6센티미터 정도 되는 평평한 폴립이 발견되었다. 그런데 조직을 떼어 보니 놀랍게도 악성 폴립이었다. 다행히 일찍 발견해 수술을 받고 3일 만에 퇴원하게 되었다. 아니, 어쩌면 이렇게 조그만 폴립이 악성일 수가…… 선종상 폴립이 의심된다면 반드시 조직 검사를 받아야 한다.

＿증가 일로에 있는 대장암

최근 한국 보건복지부 발표에 따르면, 남성과 여성의 경우 각각 대장암은 모든 암 발생률 중 4위를 차지하고 있다. 전립선암이나 유방암과 마찬가지로 대장암 발병률도 급격한 증가세를 나타내고 있는 것이다. 대장암의 발병 원인은 확실히 밝혀지지 않았지만 유전적 요인과 환경적 요인이 가장 주요한 원인이라 생각되고 있다.

이 중에서도 식생활을 손꼽는데, 섬유질 부족과 지방 과다 섭취 등을 들 수 있다. 본토 일본인의 대장암 발병률은 그리 높지 않은 반면, 미국으로 이민 온 일본인의 대장암 발병률은 미국인의 대장암 발병률과 거의 비슷할 정도로 높았다는 조사는 환경적 요인을 입증하는 흥미로운 예다. 다시 말해, 식생활이 바뀜에 따라 대장암의 발병률 또한 큰 변화가 있었다는 것이다.

우리나라도 1980년도에는 대장암의 발병률이 낮아 인구 10만 명당 4명꼴이었으나, 1990년도 이후에는 10명으로 증가해 남녀 모두 암 발생률 순위에서 4위를 차지했다. 그러나 여기서 한 가지 알아야 할 것은 많은 암 질환이 그렇듯이 대장암의 발생률도 소득 계층에 따라 그 분포가 다르다는 사실이다. 빈부 차이가 심한 우리나라의 경우, 이러한 사실은 국민 전체의 보건 의학을 이해하는 데 매우 중요한 사항일 것이다.

다시 말해, 선진국과 후진국의 대장암 발생률에 크게 차이가 있듯이, 한 국가에서도 소득 계층에 따라, 질환의 발생률에 큰 차이가 날 수 있다는 말이다. 서울 강남구에 위치한 한 병원에서 조사한 5년간의 암 질환 등록 통계에서 대장암이 위암 다음으로 빈번히 발생한 암 질환이었다는 예를 보아도 알 수 있다. 이 조사를 통해 소득 수준이 높아질수록 대장암 발병률도 높아짐을 예측할 수 있다. 서구화된 의식주로 인해 대장암 발생률이 높아지는 것은 외면할 수 없는 현실이다.

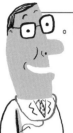

■ 개인의 위험 요인에 따라서 일찍부터 선별 검사를 받자

최근에 클리닉을 찾아온 어떤 36세 가정주부의 예를 들어 보기로 하자. 그녀는 아무 증상 없이 늘 건강하지만 집안의 대장암 내력 때문에 고민하고 있었다. 부친은 53세에 대장암을 진단받은 바 있고 오빠는 45세인데 최근에 관상 선종이라는 용종이 발견되어 제거했다면서 자신이 어떤 방식으로 언제부터 대장 검사를 받아야 하는지 궁금하다고 물어 왔다.

이분의 경우에는, 직계 가족 중 두 분이 60세가 되기 전에 대장암과 용종이 발생한 병력이 있다. 이렇게 높은 위험 요인이 있을 경우에는 40세부터 대장 내시경으로 검사를 받는 것이 좋다. 그러나 환자의 오빠는 45세에 용종이 발견되었으므로 이로부터 10년 전 연령을 대장암 선별 검사 시작 연령으로 잡을 수도 있다. 즉, 현재 36세인 환자는 40세 전부터 대장 내시경 검사를 받는 것이 좋다.

y s p e s i a   **P** e p t i c u l c e r
P y l o r i   c o n s t i p a t i o n   **d i a r r h e a**   **E . C o l i**
c   **g a s t r i t i s**   H e l i c o b

__예방과 조기 진단

이렇게 증가 일로에 있는 대장 질환에 대비해서 우리는 어떠한 예방 대책을 세워야 할까? 모든 생활습관병과 마찬가지로 대장암도 초기에는 자각 증상이 쉽게 나타나지 않는다. 발병 시기가 불분명하고, 오랫동안 진전된 다음에야 증세가 나타나 적절한 치료 시기를 놓치는 경우가 허다하다. 물론 폴립이 발견되었을 경우, 가족성 용종성 대장암에서 발견되는 폴립들을 제외하고는 폴립들이 커지기 전에 발견하면 암으로 발전하지 않은 상태에서 진단할 수 있고, 또 이것은 내시경을 통한 전기 소작법으로 간단히 제거할 수도 있다.

먼저 권하고 싶은 대장암 예방의 첫 대책으로는 음식물에서 지방(특히 동물성)의 비율을 낮추고, 섬유질을 높여 식생활을 개선하는 일이다. 우리가 섭취한 지방은 간에서 콜레스테롤과 담즙산으로 합성되어 생산된다. 그다음 담즙산은 대장에 있는 박테리아에 의해 대사되어 해로운 물질로 바뀌게 되고, 이러한 물질들이 오랜 시간에 걸쳐 대장의 점막과 접촉함으로써 대장암이 발생하는 것이다. 그런데 우리가 많은 양의 섬유질을 섭취하면 대변의 양이 늘어나 해로운 발암 물질들을 희석할 수 있으며, 그뿐 아니라 대변을 빠른 시간 내에 배설하여 발암 물질과 대장 점막과의 접촉을 최소한 줄일 수 있다. 이러한 섬유질의 보호 특성은 다양한 역학적 연구 조사에서도 입증된 바 있다.

두 번째로는 꾸준한 운동을 들 수 있다. 운동은 몸 전체에 반응을 일으킨다. 우리의 근육과 심장뿐만 아니라, 우리 몸의 면역 체계는 물론 정신적인 〈웰빙〉까지도 조절할 수 있는 커다란 영향력을 가지고 있다. 특히 현대의 기계

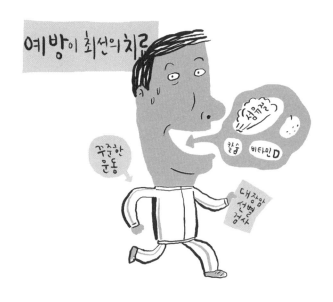

문명이 좌식 생활을 만들었다고 해도 과언이 아닐 정도로 우리는 많은 일
들을 앉아서 해결한다. 잘못된 식습관과 운동 부족이 어떠한 현대병들을
유발시키는지 잠깐 상기해 볼 만하다. 당뇨, 고혈압, 심장 질환 및 대장암은
물론, 우리나라에서도 엄청나게 급증하는 전립선암, 유방암, 관절염, 골다
공증 등이 우리 주위에서 얼마나 많이 발견되고 있는가 말이다. 이렇게 증
가 일로에 있는 생활습관병들의 통계 앞에 이제는 더 이상 〈시간이 없어서
운동을……〉 하는 말은 핑계일 수밖에 없다. 운동도 습관화해야 한다. 무리
하지 않는 상태에서 계획하여 조금씩 천천히, 그리고 꾸준히 진행해 나가
야 한다.

세 번째로는 칼슘과 비타민 D를 충분히 섭취해야 한다. 여러 연구 조사에

따르면 칼슘은 대장 안의 여러 발암 물질들을 분비하고 배설하는 작용을 촉진시켜 준다고 한다. 결국 발암 물질과 대장 점막과의 접촉이 줄어들면서 대장암을 예방할 수 있다는 말이다. 칼슘 외에도 아스피린과 콕스-2 계통의 소염 진통제 등도 대장암 예방에 보호 역할을 할 수 있는 것으로 알려져 있다. 현재, 의학계에서는 충분한 칼슘과 비타민 D의 섭취는 추천하지만, 아스피린과 소염 진통제 등의 복용은 특정 환자 외에는 추천하고 있지 않은 실정이다.

__빨리 찾으면 산다!

네 번째로는 선별 검사가 있다. 즉, 병이 있을 경우 조기에 발견함으로써 병의 진전을 예방하는 데 목적을 두는 것이다. 현재 미국 위장 내과 협회와 암 협회는 아무 증상이 없다고 하더라도 다음과 같은 대장암 선별 검사 방법을 추천하고 있다. 첫째, 40세부터는 매년 수지 항문 검사와 대변 잠혈변 검사를 한다. 여기에서 양성 반응이 나오면 전문의에게 의뢰하여 대장 내시경 및 적절한 조치를 취하게 한다. 둘째, 50세가 되었다면 대장을 살피는 내시경 검사를 받는다. 그리고 이를 5년마다 되풀이한다. 셋째, 가족 중에 대장암이나 다른 계통의 암 발생 병력이 있다면 위에 언급한 검진을 5~10년 앞당겨서 실시한다. 물론 혈변이 있거나 변비 및 장 운동성의 변화가 심하거나 배 부위에 불편함을 느끼면, 연령에 관계없이 즉시 전문의와 상의하여 진단을 받아야 한다.

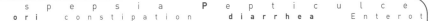

■ 잘 먹는 세상 잘 살고 있나?

어떤 사람은 자기 이빨로 자기 무덤을 판다.
— 영국 속담

여러 질병의 원인을 분석해 보면, 잘못된 생활 습관이 만성 질환 유발에 커다
란 영향을 미친다는 것을 알 수 있다. 이 중에서도 그릇된 식사 습관이 가장 큰
비중을 차지한다. 역학적 임상 연구 결과에 따르면 심혈관 질환은 물론 위암,
대장암, 유방암, 전립선암 등 여러 생활습관병의 발병 원인 중 하나가 잘못된
식이 요법으로 인한 생활 방식이라고 한다.

건전한 생활 습관과 식생활 문화야말로 지치기 쉬운 현대인의 건강을 유지하고
질병을 예방하기 위해 최우선적으로 고려해야 할 사항이며, 또한 삶의 질을 향상
시켜 주는 최선의 방법일 것이다. 열심히 노력해 경제적으로 많은 안정을 이루었
다고는 하지만 아직 여유 있고 건전한 식생활 문화는 자리 잡지 못한 상황이다.

과식하지 맙시다

여러 가지 음식물과 식사법, 그리고 질병 간에 상호 연관성이 있음이 드러남에 따
라, 올바른 식사법을 통한 건강 유지는 질병 예방의 핵심적인 대책이 되었다. 지난
수년간 많은 환자들을 접하면서 필자는 한국인의 식생활 문화가 매우 다양하다는
것을 피부로 느낄 수 있었다. 특히 바쁜 가정생활과 사업에 얽매이다 보니, 하루
세 끼를 규칙적으로 챙길 수 없는 사람들이 너무 많았다. 아침은 거르기 일쑤고 점
심은 식당에서 아니면 스낵 등으로 간단히 〈점〉만 찍는다. 저녁이나 되어야, 그것
도 퇴근 후 늦은 시간에야 허리띠 풀어 놓고 과식하는 경향이 있는 것이다.

칼로리 섭취가 부족한 상태에서 하는 식사니만큼 음식을 너무 급하게 먹는 경우

도 많다. 그야말로 군대식으로 몇 분 안에 해치워 소나기밥이라는 표현을 쓸 정도다. 위에 들어간 많은 양의 음식물이 별 활동 없는 밤 시간에 충분히 소화될 리 없다. 또 이런 상태에서 피곤한 심신을 풀기 위해 누워서 잠을 청해야만 하는 것이 많은 사람들의 현실이다. 이러한 생활이 지속되면 소화 기관은 물론이고 다른 많은 신체 기관에 무리가 올 수 있으며, 매일매일 피곤이 축적되는 생활의 연속이다. 음식물은 일정량까지는 체내에서 조절이 가능하지만 과도하면 소화 흡수율이 저하되어 위장에 큰 장애를 일으킬 수 있다. 보통 과식의 원인으로 야식과 간식을 들 수 있으며, 섭취한 칼로리가 소비되는 칼로리보다 높아 고칼로리 식품이 흔한 현대 식생활에서는 비만의 주원인이 되기도 한다. 이러한 비만이 많은 생활습관병의 원인이 된다는 것을 우리는 너무나 잘 알고 있다. 우리 생활에서는 야식과 간식 때문이라기보다는 아침과 점심 식사 때 섭취하지 못한 칼로리를 보충하기 위해 늦은 저녁 식사 때 과식하는 경우를 많이 본다.

하지만 뭐니 뭐니 해도 하루 식사 중 가장 중요한 것은 아침 식사다. 전날 저녁 식사와 아침 시간까지는 10~12시간이라는 공백이 있기 때문이다. 수면하는 동안에도 체내의 모든 대사 작용은 활발히 돌아가므로 아침에는 새로운 칼로리 공급이 필요하다. 따라서 아침에는 균형 잡힌 양질의 식사가 요망된다. 그런데도 우리는 바쁜 생활을 이유로 아침을 거르기 일쑤다. 불충분한 칼로리 섭취로 피곤한 하루가 시작되는 것이다. 그야말로 굶은 상태에서 장거리를 뛰기 시작하는 것과 다름없다.

그리고 우리가 과식을 하는 데는 이처럼 바쁜 생활에서 오는 시간적 요인도 있지만 또 하나 다른 중요한 이유가 있다고 본다. 우리의 생활 문화라는 관점에서 볼 때 저녁 식사 시간은 그날 일상에서 겪은 스트레스를 해소하고 필요했던 감정적 욕구들을 입에 맞는 음식을 통해 충족시키는 중요한 역할을 감당하는 시간이라고 볼 수 있다. 다시 말해, 저녁 시간은 피곤한 일상에서 벗어나 잠시라도 편하게 즐길 수 있는 일탈의 시간이라고 할 수 있지 않을까? 늦게나마 피

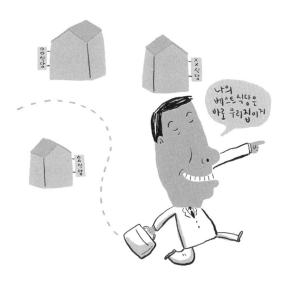

곤한 심신을 풀고 심리적인 해소를 위한 시간과 공간을 갖는 것이라고도 볼 수 있다. 그러다 보니 자연히 많이 섭취하고 과식하게 된다는 것이다.

외식보다는 집 밥을

우리 사회에서 가장 흔한 업종 가운데 하나는 요식업이고 가게는 식당일 것이다. 그만큼 우리가 일상생활에서 먹는 것에 큰 관심을 가지고 있음은 분명한 사실이다. 물론 식당을 찾는 이유는 오로지 음식을 먹기 위한 것만은 아니다. 〈저녁이나 같이 하자〉라는 말은 〈이야기나 하자〉라는 말과 일맥상통하리만큼 식사는 같이 모여서 대화하며 친교를 나눌 수 있는 기회를 만들어 주기 때문이다. 또한 업무상 사람을 만나기 위해서도 식당을 찾는 경우가 많다. 그러나 이것보다 더 큰 이유는 우리 생활이 너무 바쁘다 보니 집에서 음식을 만들어 먹을 여유조차 거의 사라져, 주위 식당에서 쉽게 구할 수 있는 음식에 의존하게 되었기 때문이 아닌가 생각된다. 필자의 병원에서 30~65세 직장인 수백여 명을 대상으로 설문 조사를 한 적이 있다. 집계된 통계에 따르면 사람들은 일주일에 17회의 식사를 하고, 이 중 7회를 식당에서 사 먹는다고 했다. 샐러리맨의 경우에는 1주 9회 이상 식당에서 식사를 하는 실정이었다. 어떻게 보면 우리의 생활이 풍족해져서 그야말로 먹는 문화가 발전해 좋은 세상이 된 듯하나, 자신의 건강에 이롭게 준비되고 요리된 음식을 먹을 수 있는 여유조차 없게 되었다는 것은 한편으로 안타까운 일이 아닐 수 없다.

물론 음식점에서 사 먹는 음식이 이롭지 않다는 말은 절대 아니다. 강조하고 싶은 것은 어디서 먹든 자신의 몸 상태에 맞게 마련된 음식을 먹어야 한다는 이야기다. 성심껏 그리고 개별적으로 마련된 자신에게 알맞은 식단을 자신의 집 말고 어디에서 찾아볼 수 있겠는가 말이다.

입에서 시작해 항문으로 끝나는 식도, 위, 장 기관은 외부에서 또 다른 외부를 이어 놓은 기다란 터널과도 같다. 어떻게 보면 우리 인체 안에 위치한 하나의 외부인 것이다. 간, 담도계, 췌장은 물론 혈관, 신경 조직 등 여러 기관이 이 터널과 연관되어 세밀한 조직망을 이루고 소화 기능을 돕고 있다. 섭취한 음식물이 이 터널을 지나면서 어떻게 소화, 대사되어 우리 인체에 어떠한 영향을 미치는가는 무엇이 배설되어 나오느냐는 것과 직접적인 관련이 있다.

변의 농도와 질은 섭취하는 음식물과 소화 흡수 상태에 따라 크게 다를 수 있다. 한 예로, 보통 1일 배변량은 200그램 정도지만 섬유질을 많이 섭취하게 되면 배변량은 500그램 이상 된다.

이렇게 소화 기관은 외부 환경과 음식물에 직접 노출되어 있다. 오랜 시간에 걸쳐 인체에 해로운 물질을 섭취해 소화기 질환이 발생하는 것이다. 예를 들어, 식생활이 변함에 따라 한국인들의 대장 질환도 급격히 증가하고 있다. 대표적인 대장 질환으로는 대장암을 들 수 있는데, 우리나라의 경우 발병률이 간암을 추월하고 있는 상태다. 미국의 경우 대장암은 암 환자 사망 통계에서 폐암 다음으로 2위를 차지하고 있다. 대장암의 발병 원인은 확실히 밝혀지지 않았지만 환경 요인이 가장 주목을 받고 있다. 이 중에서도 음식물을 손꼽는데, 섬유질의 부족과 동물성 지방분의 과다 섭취가 그것이다. 비교적 고소득 계층이 거주한다고 할 수 있는 서울 강남구에 위치한 한 종합 병원에서, 지난 5년간 등록된 암 질환을 보면 대장암이 위암 다음으로 많이 발생한 암 질환이었다. 이 것은 국내 암 발생률 전체 통계에서 대장암이 네 번째 순위에 올라 있는 것과 비교하면 상대적으로 높은 수치다. 과연 우리가 잘산다고 제대로 먹는 것인지 한번 생각해 봐야 할 일임에는 틀림없다.

바쁜 생활에서 오는 여러 문제점들을 지혜롭게 극복하면서 더욱더 균형 잡힌 식생활과 적당한 운동을 실행하도록 노력해야 할 것이며 또 그렇게 할수록 일의 능률도 따라서 오르게 될 것이다. 나쁜 습관에는 빠지기 쉽고 좋은 습관은 친숙해지기 어렵기 때문이라서일까? 올바른 식생활을 유지하기에는 현실적인 여건이 매우 어려운 것이 사실이다. 노력에 의해서만 얻을 수 있는 습관인 것이다. 그러기 위해서는 바쁘다고만 하지 말고 잠시 멈추어 도대체 내가 무엇을 위하여 이렇게 바삐 살고 있는지, 또 어떻게 사는 것이 제대로 사는 것인지 한번쯤 생각해 볼 일이다.

체크 포인트

오늘 자신에게 꼭 물어봐야 할 것 네 가지

1 지난 2주일 동안 식생활을 점검해 본다. 과연 조화를 잘 이룬 식단이었나?

2 하루 세 끼 중 식사를 거른 적은 얼마나 있었나? 또 과식한 적은 몇 번인가?

3 저녁 식사 시간이 너무 늦지는 않았는가?

4 운동으로 소모한 칼로리는 얼마인가?

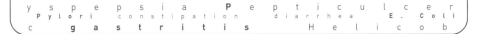

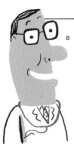

■ 웰빙 시리즈

비워야 산다.
비움의 진리: 채우기 바쁜 세상
잘 비우자! 그것이 참된 웰빙!

큰창자

대장암이 무서워서
대장경 검사를 받았지
청계천 순대국집 가마솥에서 살다가
해부학 교과서로 옮겨 온
포유동물 펄펄 뛰는 내 내장을
샅샅이 살펴보았지 차가운 검사대에 누워
어디나 내 큰 창자는 동굴, 동굴, 동굴
앞길을 가로막는 암흑의 문투성이
막대기 모양 원시인들이 와 – !! 고함치며
짤막한 창으로 사슴을 공격하는 벽화도 보았어
우리 소화기 입에서 항문까지는 긴 관이다
큰창자는 클라리넷처럼 곧게 뚫리지 않고
프렌치 호른 *French Horn*식으로 통통하게
샛노란 금관이 돌돌 말린 금관 악기다
화려한 취주악 은은히 들려오네
음정마다 애써 감정을 주입하는 연주법
갈비찜과 낙지볶음과 미역국과 우주의 정기가

힘껏 얼싸안고 엎치락뒤치락하던 내 큰창자는

헛헛한 시공이었어 어디까지나

— 서량

잘 먹어 배를 채우는 것보다 잘 비우는 것이 건강에 제일

현대인의 생활은 바쁘고 복잡하기 짝이 없다. 우리가 추구하는 그 행복과 성공을 위해서 밤낮으로 분주히 뛰고 있다. 이러한 인생에서 건강은 필수다. 그러나 빡빡한 매일매일의 일과 속에서 어떨 때는 숨 한번 크게 들이쉴 시간도 없이 하루가 지나가는 것이 우리가 살아가는 오늘의 현실이다. 그러다 보니 웰빙의 중요성 또한 절실하다.

어떤 사람들은 잘 먹는 것이 웰빙이라고 한다. 맞는 말이다. 잘 먹는 것은 건전한 식습관의 가장 핵심적인 요소이기 때문이다. 그리고 올바른 식생활 문화야말로 지치기 쉬운 현대인의 건강 유지와 질병 예방에 최우선이며 삶의 질을 향상시켜 주는 최선의 방법임에 틀림없다. 그러나 잘 먹는 것에 대한 우리의 이해는 각기 다르다. 어떻게 먹는 것이 잘 먹는 것인지 그리고 우리가 정말 잘 먹고 있는지 한번 심각하게 생각해 볼 만하다.

얼마 전 50세 되는 의사 한 분이 찾아왔다. 아무 병력도 없는 그는 지난 3~4개월간 배가 더부룩하고 불편하다며 검진을 받으러 온 것이었다. 더부룩한 증세 외에도 전에 없던 변비가 생겨 걱정이라고 했다. 맨해튼에서 개업하고 있는 그는 자신의 개인 사무실에서는 물론 병원에서 환자를 보기 위해 동분서주하며 바쁘게 생활하는 의사 친구 중 한 사람이기도 하다. 저녁 6시에 마지막 환자를 본다는 그는 8시나 되어야 집에 돌아와 저녁 식사를 한다고 했다. 특히 최근 스케줄이 바빠져 점심 식사를 제때에 하지 못하고 지나가는 경우가 많아졌다고 했다. 반 허기진 몸으로 식사를 하다 보니 과식하기 일쑤고 저녁 9시가 되어야 식사가 끝난다고 했다. 그의 부인이 영양분 가득한 훌륭한 식단으로 맛 있게 준비한 저녁 식사인 것이다. 12시가 되어도 배가 꺼지지 않았지만 취침해야 하는 그런 생활의 연속이었다. 이 환자의 경우, 위와 대장 내시경 및 여러 검사를 해본 결과 다행히 모두 정상으로 나왔고 위산 분비 억제제를 투여하고 식사 습관을 수정하면서 증상이 서서히 줄어들었다.

위의 경우는 불규칙한 식생활이 가져다줄 수 있는 더부룩함과 배변의 불규칙성으로, 현대인의 생활에서 자주 볼 수 있는 대표적인 소화기 문제다. 식생활에 있어 우리가 고려해야 할 점은 어떤 음식을 먹는 것 외에도 언제 어떻게 얼마나 규칙적으로 일관성 있게 먹느냐일 것이다. 그리고 얼마나 잘 비울 수 있는가 또한 우리가 고려해야 할 점이다. 물론 아무리 좋은 음식을 규칙적으로 잘 먹는다고 반드시 배변이 수월해진다고는 말할 수 없지만, 극히 소수의 사람들을 제외하면 여러 요소들(음식물의 분포, 규칙성 및 스트레스, 그리고 다른 여러 건강 요소)의 조절로 대부분 정상적인 배변을 유도할 수 있다.

내면에 충실한 밥상

웰빙 음식은 분명히 내면적인 요소들을 고려해야 한다. 단백질, 탄수화물, 지방분, 섬유질, 미네랄, 비타민, 칼로리 등이 잘 함유되어 균형 잡힌 다이어트야말로 우리 모두가 원하는 이상적인 음식이다. 섭취하는 음식의 영양소도 중요하지만 우리가 먹은 음식이 잘 소화되어 잘 배설되어야 웰빙이다. 그러나 문제는 많은 경우, 음식을 눈과 입에만 맞추고 아랫부분에는 맞추지 않는다는 점이다. 당연히 먹음직스럽게 보여 식욕을 돋워 줄 수 있는 음식이라면 더 좋기 때문이기도 할 것이다. 그러나 음식이 위와 장을 거쳐 어떻게 소화되어 나중에 어떠한 물질이 배설되어 나오는가에 대해서도 많은 관심이 필요하다. 즉, 입에만 맞추지 말고 눈에 보이지 않는 소화 기관도 맞추어야 한다는 생각이다. 심지어는 음식을 먹고 난 후에 배변이 과연 어떻게 나올까 생각하면서 먹어야 된다는 말이다.

우스운 말 같지만, 많은 사람들은 남의 눈에 잘 띄는 입에는 극진한 대접을 하는 반면 정말 힘든 일 하는 항문에는 푸대접(?)하는 경향이 있다. 쉬운 예로, 입술에는 조그만 상처가 하나 생겨도 〈아야야〉 하고 의사를 찾는 사람들이 아래 동네에서는 그야말로 곪아 터져 피가 나 제발 봐달라고 아우성인데도 별 볼 일 없는 치질이려니 하며 무시하기 일쑤다. 외면적인 데에는 많은 신경을 쓰는 반면, 내면적인 웰빙의 필요성에 대해서는 간과하는 편이다.

y s p e p s i a **P** e p t i c u l c e r
Pylori c o n s t i p a t i o n   d i a r r h e a   **E. Coli**
c **g a s t r i t i s**   H e l i c o b

3 간 질환

지방간
B형 간염
C형 간염
A형 간염
간암

지방간

간 질환은 한국인의 3대 사망 원인의 하나로 꼽힌다. 특히 40대 한국 남성 사망의 가장 큰 원인이기도 하다. 가정적으로 안정을 이루고 사회적으로 한창 기여도가 높을 인생의 황금 시기인 40대에 이렇게 많은 한국의 남성들이 쓰러지는 이유가 간 질환이라는 말이다. 그야말로 〈한국인의 간이 위험하다〉고 경고해야 할 정도다. 이렇게 높은 사망률을 보이는 간 질환으로는 간염, 간 경변, 간암을 들 수 있다. 이러한 만성 간 질환들은 다양한 질환에서 비롯되지만, 그중에서도 가장 큰 원인은 B형 간염 바이러스 질환이다. 대한민국 인구의 5퍼센트 이상에 달하는 사람들이 B형 간염 바이러스를 보유하고 있으며 이 중 많은 사람들이 심한 간염이나 간 경변 또는 간암에 걸리기 때문이다.

또한 B형 간염 질환은 비교적 젊은 환자 층에서 발생하는 게 대부분이라는 사실에서, 이 질환이 얼마나 중대한 문제인가 다시 한 번 환기해 볼 필요가 있다. 그러나 이렇게 B형 바이러스 간염이 만연한 한국에서 B형 간염 질환은 잘 알려져 있는 듯하지만, 의외로 올바르게 인식되어 있지 않은 질환이기도 하다.

B형 간염 외에도 한국의 술 문화로 인한 알코올성 간염, 비만, 고지혈증과 당뇨로 빚어지는 지방간, C형 간염 바이러스 질환, 그리고 최근 급증 추세를 보이는 급성 A형 간염 등은 환자 입장에서 볼 때 많은 설명을 필요로 하는 분야임에 틀림없다. 그러나 심지어 혈액 검사를 받은 후에도 자신이 감염자인지 아닌지 모르는 경우가 허다하다. 당연히 의료진이 알아서 챙겨 주겠지 하는 생각이 일반적인 기대와 상식임에 틀림없지만 실정은 반드시 그렇지만은 않다.

게다가 간 질환의 문제점들은 대개 뚜렷한 진단과 해결책이 보이지 않는 경우가 많다. 한 예로, 우리 주위에서 많이 접하는 당뇨, 고혈압과 같은 질환들은 혈당과 혈압 등의 뚜렷한 변수가 있어 확실한 측정에 의해 치료할 수 있지만, 간 질환은 그렇지 않다. 많은 분들이 〈간 기능 검사 좀 해주세요〉 하고 병원을 찾지만, 혈액 검사에서 나오는 ALT 수치가 모든 간 기능을 입증해 주지는 않기 때문이다. 간 초음파와 MRI, 심지어는 간 조직 검사를 동원해도 환자의 간 질환에 대해 확실한 진단을 내리지 못하는 경우가 있다. 물론 이런 문제점들이 간 분야에만 존재하는 것은 아니다. 하지만 유독 간 질환이 만연한 한국에서는 심각한 문제로 대두될 수밖에 없는 것이 현실이다. 그러므로 일반인들에게 간 질환에 대한 기본적인 상식은 반드시 필요하다.

__여기저기 시도 때도 없이 지방간

〈쉬 피로를 느껴 병원에서 검사를 받았는데 지방간이라고 합니다. 어떻게 해야 하나요〉, 〈지방간이 있다고 하는데 좋은 약을 처방해 주세요〉, 〈지방간이 간 경화로 발전할 수 있나요〉 등의 걱정스러운 질문들이 여기저기서 많이 들려온다. 지방간은 종합 검진을 받은 다음 가장 많이 내려지는 진단명임에 틀림없는 것 같다. 한마디로 우리나라의 직장인들에게 가장 친숙한 병일 것이다. 대부분 초음파 검사에서 이러한 진단을 받게 되는데, 정말 믿기 어려울 정도로 그야말로 너도나도 지방간이다. 물론 정밀한 검진을 받아 보아야 하겠지만, 그래도 다행스러운 것은 대부분의 지방간은 별 문제(만성 간 질환)를 일으키지 않으며 일상생활에 지장을 주지 않는다는 점이다. 하지만 환자에 따라서 위험한 적신호일 수도 있다.

특히 지방간이 과다 음주로 인해 발생하거나 악화된다면, 알코올성 지방간염이나 간 경변이 차후 유발될 확률은 적지 않다. 특히 한국인의 술잔 돌리기나 폭탄주, 2차, 3차로 이어지는 음주 문화는 급성 간염, 위염은 물론 지방간염과 같은 만성 간 질환을 일으킬 수 있다. 통계로 보는 한국의 음주 문화는 그야말로 대단하다. 첫째, 미국에 비해 한국의 음주 허용 연령은 19세로 2년이 빠르다. 한 달 중 남성이 술을 마시는 날은 11일이며, 알코올 소비량은 계속 증가 추세다. 이러한 통계로 보아 알코올 지방성 간염의 발병률은 계속 상승하리라 예상된다. 여기다 한국인의 높은 지방과 당질 섭취로 인해 간에서는 중성 지방이 많이 만들어지고 있다. 그리고 과음으로 남는 알코올은 중성 지방을 만드는 원료로 쓰인다. 지방성 간염은 간 경변으로 전개되기도 한다. 또한 간 경변을 잃는 환자들은 간암에 걸릴 확률 또한 높다.

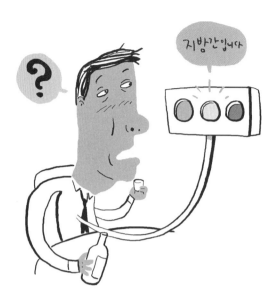

__지방간이란?

〈지방간〉 하면 글자 그대로 간에 지방이 보통 이상으로 존재하는 것을 말하며, 분포상 간 전체 무게의 5퍼센트 이상이 지방(주로 트라이글리세라이드라고 하는 중성 지방)일 경우를 일컫는다. 생화학적으로 설명하면 간에서 일어나는 지방질의 대사 작용 변화에서 비롯되며, 이로 인해 간에 지방질이 과다하게 축적된 것을 말한다. 지방간 진단을 받은 환자들 대부분은 간 기능 수치가 정상이거나 약간 상승한 정도다. 예를 들어 증상이 없는 간염 바이러스 비보균자가 혈액 검사를 했을 때, 간 기능 수치가 비정상일 경우 대부분 지방간을 의심하지 않을 수 없다. 아직까지는 지방간을 진단할 수 있는 고유의 혈액 검사가 없다. 어떤 분들은 혈액 검사 중 중성 지방이 높다고 자신이 지방간 진단을 받았다는 말을 하는데, 이것은 잘못된 상식이다. 초음파 검사나 CT 단층 촬영 검사로 간의 지방 분포를 어느 정도 추측할 수는 있지만, 가장 정확한 진단 방법은 간 조직 검사로서 간의 지방분을 직접 측정하여 간세포에 어떠한 변화가 일어나고 있는지 알아보는 것이다. 물론 대부분(95퍼센트 이상)의 지방간 환자는 간 조직 검사가 필요하지 않다. 간 조직 검사를 받고 안 받고는 환자의 증상과 신체검사 및 모든 정밀 검사 결과를 종합해 전문의가 판단할 문제다.

__원인 질환과 검진

지방간 진단이 내려지면 우선 몇 가지 중요한 원인 질환들을 고려해 보아야 한다. 이들 중 대표적인 것들로 알코올로 인한 간 질환, 비만, 당뇨를 들 수 있다. 이외에도 간에 해를 끼치는 여러 종류의 약품들과 바이러스성(B형, C형 외) 간 질환 등이 있다. 임신부의 경우에는 〈임신 지방간〉 같은 임신부에게서 나타날 수 있는 급성 간 질환을 배제해서는 안 될 것이다. 그러므로 지방간이라는 진단을 받았을 때는 원인을 알아보기 위해 다음과 같은 검진이 필요하다.

우선 환자의 과거 병력과 정밀한 신체검사를 통하여 간 질환의 증세가 있는지 살펴봐야 한다. 둘째, 혈액 검사로 A, B, C형 및 여러 간염 바이러스의 감염 여부를 확인해 보아야 한다. 셋째, 환자가 복용하고 있는 약이 있다면 간에 어떠한 영향을 끼칠 수 있는지 알아봐야 한다. 넷째, 환자의 과거와 현재 음주량을 알아보고 당뇨가 있는지 반드시 확인해야 한다. 다섯째, 환자의 비만 상태가 어느 정도인지 염두에 두어야 한다. 마지막으로 과거에 혈액 및 초음파 검사를 받은 적이 있다면 반드시 지금 상태와 비교해 봐야 할 것이다.

비만, 당뇨, 고지혈증, 알코올 등의 요인들이 밝혀졌다면 식이 요법, 적절한 운동, 약물 치료와 함께 음주를 절제하며 6개월을 보낸 뒤 다시 지방간의 상태를 재검진해 본다. 위의 요인들은 자신의 생활 습관을 재검토하고 개선하면서 버릴 수 있는 것들이다. 이러한 요인 질환이 발견되었음에도 오랜 세월 동안 방치할 경우 단순한 지방간이 만성 간 질환으로 전개될 수도 있다. 하지만 지방간의 뚜렷한 원인이 발견되지 않았더라도 정기적으로 전문의에게 검진을 받아 신체 증상, 신체검사, 혈액 검사, CT 등에서 큰 이상이 나타나지 않는지 모니터해 보는 일도 중요하다.

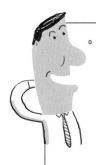

■ 한약을 먹으면 간이 상한다? / 피곤한데 보약을?

사람들이 병원을 찾아와 자신의 신체적 고통을 호소할 때 가장 많이 하는 불평 중 하나가 〈피로〉다. 〈아, 요새 왜 이리 피곤한지 모르겠어요. 계절이 바뀔 때마다, 몸이 천근만근 무거워지는 것 같고, 두통도 있고, 하루 아홉 시간씩 자는데도 너무 피곤해요.〉, 〈분명히 간에 이상이 있는 것 같습니다. 제 간 좀 검사해 주세요.〉 이런 피곤함이 간염과 같은 어떤 특정한 질병 때문인지, 아니면 직장 생활에서 축적된 과로나 매일매일의 일상생활에서 쌓인 스트레스 혹은 권태 때문인지는 모르지만, 아무튼 만성 피로와 무력증 등으로 많은 사람들이 병원 문을 드나든다.

이러한 피곤함을 일으킬 수 있는 질병과 질환은 얼마나 많을까? 갑상선 질환이나 바이러스성 간염의 악화는 물론, 수많은 바이러스성 질환 등은 꽤 오랜 기간 동안 피로와 무력증 및 식욕 부진 등을 유발할 수 있다. 그러나 다행스럽게도 극히 소수의 환자들을 제외하고는 대부분의 환자들이 길어야 한 달 정도 시간이 지나면 점차 낫기 마련이다. 종합 검진을 받고 다른 병원에서 2차 검진을 받아 봐도 피로에 대한 의문이 좀처럼 풀리지 않을 때가 종종 있다. 또 불안감 및 심리적인 문제나 다른 심각한 질병이 발견되지 않는 한, 의사에게서 〈괜찮다〉는 확신을 얻고 휴식을 취하면 피로는 어느새 사라지기도 한다. 의사는 특정한 원인이 발견되지 않는 한 일종의 〈만성 피로 증후군〉이라는 진단을 내리게 된다.

이렇게 뚜렷한 유기적인 원인은 발견되지 않지만 피로가 오래가고 몸이 어딘지 모르게 허하다거나 약해지는 것을 느끼게 되면 우리나라 사람들은 한의원을 찾아 보약을 지어 먹곤 한다. 어떻게 보면 자연스러운 현상일지도 모른다. 왜냐하면 몸을 보신하기 위한 한약의 쓰임은 우리나라 사람들에게는 수백 년 동안 이어져 내려오는 생활 문화이기 때문이다. 한의사에게 가서 진단을 받아 보고 가능한 한의학적인 치료 방법을 받아 보겠다는 환자의 마음을 충분히 이해할 수 있다.

한약과 간

그런데 많은 사람들이 한약에 대해서 물어 온다. 〈한약은 간에 나쁘다는데, 간이 좋지 않은 사람들은 보약을 못 먹나요?〉 이러한 말들은 어떻게 보면 한약이 간에는 해로운 약이라는 인상까지도 줄 수 있다. 의사가 단순히 〈아무 약이나 드시면 안 됩니다. 특히 한약은 조심하세요〉라고 한 말이 환자에게는 위와 같이 한약에 대해 단호하게 부정적으로 말한 것으로 들릴 수도 있을 것이다. 하지만 의사 입장에서는 환자가 새로운 약을 복용하게 될 때 많은 주의를 주기 마

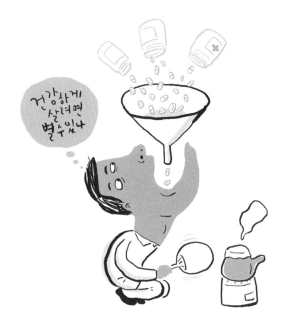

련이다. 특히 환자가 현재 심각한 질환을 가지고 있는 경우라면 더더욱 그렇다. 이것은 간 질환뿐만 아니라, 심장, 폐, 신장 및 여러 계통의 질환들에서도 마찬가지다. 매일 섭취하는 음식물에서부터 단순한 비타민에 이르기까지 함부로 섭취하지 말 것은 물론, 특히 한약을 복용할 때는 더더욱 신중을 기해야 한다.

이렇게 한약에 대해 특별한 주의를 강조하는 데는 여러 이유가 있다. 한약의 조제가 한의원 사이에서 표준화되어 있지 않고, 약의 정제 상태와 순도가 다를 수 있기 때문이다. 또한 특정 한약에 함유되어 있는 여러 화학 요소들의 정체가 확실히 밝혀지지 않았기 때문이다. 양약의 경우, 시판되고 있는 약들은 그 안에 함유된 모든 성분의 정체와 그것들의 신체 내 대사 작용에 대해 조사 발표되어 있다. 또 약의 부작용에 대해서도 연구되었고 아직 알려지지 않은 것들에 대한 불확정성의 결과들 또한 우리가 이해할 수 있도록 발표된 상태. 특히 임신부에 대한 안전도 문제에 대해서는 커다란 관심과 연구가 따르고 있다.

하지만 양약에 비해 한약은 그렇지 못하다. 위에서 말한 정제와 표준화도 문제지만, 약과 그 성분의 정체가 과학적이고 체계적인 연구를 통해 조사되지 않았기 때문에, 인체 내에서 어떠한 대사 작용을 일으키고 어떠한 부작용을 유발할 수 있는지 다방면으로 불확실한 상태라는 말이다. 과학적이고 조직적인 세밀한 연구가 요망된다. 그러나 여기서 한 가지 짚고 지나가야 할 중요한 사실이 있다. 그것은 한약의 쓰임은 수백 년의 경험에 바탕을 두고 있으며 우리 조상들의 건강을 지켜 온 훌륭한 의학 요법이라는 점이다. 한약의 효율성은 보편적으로도 널리 알려져 있고 인정받는다는 것을 모르는 사람은 없다. 그러니 현대의 과학적 방식 혹은 어떤 방법으로든지 한의학은 연구, 분석되고 개발되어야 할 것이다.

여기서 다시 말하면, 〈간에 나쁘니 한약은 먹지 마라〉라는 말은 잘못된 말이다. 한약도 양약과 마찬가지로 간을 손상시킬 수 있는 약이 있는가 하면, 반면에 간의 건강을 회복시킬 수 있는 약제들도 있다. 〈조심히 복용하라〉라든가 〈믿을 만

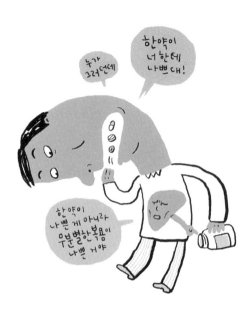

한 한의사에게 검진받고 필요하다면 복용하면서 세심히 관찰하라〉라는 말이 더 적절할 것이다. 물론 이러한 주의 사항은 한약에만 해당하는 것이 아니다. 양약 및 우리가 매일 섭취하는 음식물에도 적용된다. 양약이 과학적으로 분석되고 많이 연구되었다고는 하지만, 특히 여러 약을 복합적으로 병용할 때 생길 수 있는 부작용에 대해서는 어느 누구도 약제의 안전성에 대해 확신할 수 없다는 말이다. 또한 우리나라에서는 민간요법이라 하여, 일상생활에서 먹는 음식물 안에 한약 계통의 약제들을 넣는 경우가 있다. 우리는 이것을 음식물이려니 생각하지만 그렇지 않은 경우도 더러 있다. 어떤 때는 이러한 민간요법과 한의학적인 요법 사이에 뚜렷한 경계가 없어 혼동될 수 있다는 사실도 명심해야 한다.

y s p e p s i a **P** e p t i c u l c e r
P y l o r i c o n s t i p a t i o n d i a r r h e a **E . C o l i**
c **g a s t r i t i s** H e l i c o b

202 한국인의 위장·간 질환

B형 간염

한국인들 사이에서 가장 많이 발생하는 질환 중 하나로 간 질환을 빼놓을 수 없다. 이렇게 간 질환이 만연하는 이유는 높은 B형 간염 바이러스 *hepatitis b virus* 보유율 때문이다. 대한민국 인구 5퍼센트에 달하는 사람들이 B형 간염 바이러스를 보유하고 있다. 물론 이들이 모두 다 만성 간 질환을 앓게 되는 것은 아니다. 그러나 이 중 적지 않은 숫자가 심한 간염이나 간 경화 또는 간암에 걸리게 된다. 하지만 이러한 정보가 오랜 세월 동안 잘 알려진 상황에서도 실제로는 많은 사람들이 B형 간염 바이러스에 대해 모르고 있는 실정이다. 필자의 경험에 비추어 보았을 때, 의사의 대부분은 한국인 및 바이러스 감염률이 높은 다른 민족 배경의 환자들을 검진할 때 관습적으로 B형 간염 바이러스 감염 유무를 검사해 주고 있다. 이것은 매우 중요한 예방 방침이다.

__〈보균자〉라는 말의 의미

B형 간염 바이러스를 보유하고 있다는 것은 바이러스에 감염된 후로 자신의 면역체가 바이러스를 이겨 내지 못하여 바이러스가 몸에 계속 남아 있는 상태를 말한다. 다시 말해, 현재 감염되어 있다는 것은 바이러스를 보유하고 있다는 말과 같다. 여기서 세균(박테리아)이 아니고 바이러스이기 때문에 보균자라는 말보다는 바이러스 보유자라는 말이 더 정확하다고 본다. 많은 경우 혈액 검사를 받은 후에도 자신이 감염자인지 아닌지 모르는 경우가 허다하다. 당연히 의사가 알아서 챙겨 주겠지 하는 것이 일반인의 기대와 상식이고 또 그리 되는 것이 원칙이겠지만, 실정이 반드시 그렇지만은 않다. 그러므로 일반인들도 B형 간염에 대한 상식은 필요하다. 예를 들어 배우자가 바이러스를 보유하고 있다면, 자신은 면역이 되어 있는지 정도는 기본적으로 알아보아야 할 일이다.

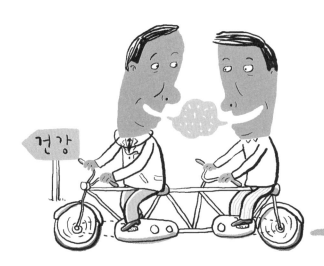

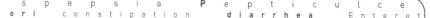
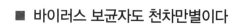

■ 바이러스 보균자도 천차만별이다

보균자라는 말은 현재 바이러스가 몸 안에 존재한다는 말이다. 바이러스 유전자(virus DNA) 검사를 통해 증식도를 검사해 보면 어떤 보균자는 간에서 바이러스 생성이 많은가 하면 어떤 보균자는 바이러스 생성이 거의 없는 경우를 본다. 즉, 바이러스 보유 상태는 보균자마다 각기 다르다. 다시 말해, 보균자라고 다 똑같은 보균자가 아니라는 말이다. 그렇다면 바이러스 증식이 높은 보균자일수록 간의 상태가 나쁠까? 반드시 그렇지는 않다. 왜냐하면 아래에서 보듯이 바이러스 감염도 여러 단계가 있으며 감염 시기에 따라 바이러스 증식도는 변하기 때문이다.

아무튼 바이러스를 보유했다고 반드시 간염이 존재하는 것은 아니다. 간염을 일으킬 수 있는 바이러스이기는 하지만 신체 내에서 바이러스가 활동하지 않으면 간염은 생기지 않는다. 이러한 보유 상태를 건강 보유 아니면 비활동성 보유라고 말할 수 있다. 다행히 바이러스를 보유하고 있는 대부분의 환자들이 이 부류에 속한다. 반면에 활동성 보유의 경우 간염은 물론, 시간이 지나면서 간 경화가 유발될 수 있으며 더러는 간암이 발병하기도 한다. 한 가지 유념해야 할 것은 B형 간염으로 인한 간암은 주로 간 경화가 있는 환자에게서 발견되지만, 더러는 간 경화 없이 활동성 간염을 앓는 도중에 발병될 수도 있다는 사실이다. 이는 B형 간염 바이러스가 하나의 암 발병 물질로서 간세포에 미치는 직접적인 영향으로 간암을 유발한다는 설을 확증해 주는 것이다.

한번 감염되면 영원한 보균자일까?

감염 후 지속적으로 바이러스를 보유할 확률은 환자가 바이러스에 감염된 시기(연령)에 따라 다르다. 예를 들어 한국인 보유자의 대부분과 같이 출생 후 산모에게 수직 감염되었을 경우, 바이러스를 평생 보유할 확률은 90퍼센트 이상도 될 수 있다. 하지만 성인이 되어 감염되었다면 바이러스 보유율은 5퍼센트 미만으로 본다. 수직 감염 시에 바이러스 보유율이 높은 것은 미진한 태아의 면역체 활동에서 비롯된 것이다. 1980년 이후로는 백신과 글로불린 면역 주사를 사용해, 수직 감염을 크게 줄일 수 있게 되었다.

yspepsia **Pepticulcer**
Pylori constipation diarrhea **E. Coli**
c **gastritis** Helicob

__정확히 진단하자

불과 지난 10년 사이에 B형 간염 진료는 놀라운 발전을 보았다. 얼마 전까지만 해도 혈액 검사로 할 수 있는 간염 검사는 ALT와 혈청 검사가 전부였다. 또한 혈청 검사 결과의 의미 또한 확실히 판단할 수 없는 상태였다. 그러나 이제는 혈중 바이러스 증식을 정확히 측정할 수 있을뿐더러 유전자 검사를 통해 변종 바이러스의 유무 상태까지도 진단할 수 있게 되었다. 바이러스 DNA 정량 검사는 감염 상태를 상세히 파악하고 간염의 예후도 어느 정도 예측해 줄 수 있어 진료 과정에서 필수적인 검진 방법으로 자리매김하였다. 또한 변종 바이러스의 유무를 알아볼 수 있는 유전자 검사는 치료 시 환자를 모니터링하는 데 없어서는 안 될 긴요한 도구로 인정받게 되었다.

간 기능 검사

간 분야에서 일반인들에게 가장 잘 알려진 검사는 간 기능 검사다. 〈요새 몸이 많이 피곤한데 간 검사 좀 해주세요〉라든가 〈주치의에게 피 검사를 받아 보았는데 간 수치가 좀 올라갔다는데……〉 하며 물어 오는 환자들이 말하는 간 기능 검사인 LFT는 Liver Function Test의 약자로, 간세포에서 만들어져 분비되는 AST(또는 SGOT), ALT(또는 SGPT)의 수치를 검사하는 것을 말한다. 이외에도 술을 마셨을 때 수치가 올라갈 수 있는 GGTP라는 검사가 있다. 아무튼 이 중에서 ALT는 간에 대한 좀 더 구체적인 검사임에 틀림없다.

B형 간염 바이러스 질환을 검사할 때, ALT 수치는 중요하다. 환자의 ALT 수치가 상승해 있으면 활동성 간염을 의심하지 않을 수 없다. 물론 감염 유무를 확인하기 위해 때로는 조직 검사가 필요할 수도 있지만 실제로는 조직 검사를 하지 않고 환자의 감염 상태와 ALT 수치를 보고 활동성 간염 유무를 판단하는 경우가 대부분이다. 그러나 ALT가 비정상이라고 반드시 간에 이상이 있거나 간 기능이 저하됐다고 볼 수는 없다. 반대로 ALT 수치가 정상이라도 간에 아무 문제가 없다고 방심할 수 없다. 그러므로 B형 간염 바이러스 감염으로 인한 환자의 간 손상 여부를 파악하려면 단순히 ALT 수치에만 의존해서는 안 된다.

ALT 수치가 높이 올라가는 데는 간 조직에 염증이 있거나 관련 기관에 이상이 있어서일 경우가 많지만 꼭 그렇지 않을 수도 있다. ALT 수치가 증가했을 경우에는 반드시 간과 다른 기관(특히 담도, 췌장, 골수, 심장)에 이상이 생기지 않았는지 유심히 살펴보아야 한다. 왜냐하면 간 기능 검사는 간의 기능 및 여러 관련 기관에 대해 많은 직간접적인 힌트와 정보를 제공하기 때문이다. 많은 정상인에게서 ALT 수치가 약간 증가하는 경우가 있다. 예를 들면, 정상 수치는 남자의 경우 10~40IU/L인데 60IU/L로 상승되어 있는 경우를 본다. 이때 환자에게 과거 병력과 위험 요인과 증상이 없으면, 일단 정밀 검사는 하지 말고 시간을 두고 유심히 살펴보는 것도 좋으리라 생각된다. 물론 피로가 풀리지 않거나 오히려 악화되어 간다면, 좀 더 세밀하고 구체적인 검진이 필요할 것이다.

B형 간염 보균자 중 실제로 자신의 ALT 수치가 정상이라서 간에 관한 기본적인 검사도 불필요하다고 자가 처방 하는 사람들이 많은데, 이는 위험한 결과를 초래할 수 있다. 왜냐하면 이들 중 적지 않은 숫자가 만성 간염, 간 경화 혹은 간암으로 진전될 때까지 모르고 지나치는 경우가 있기 때문이다.

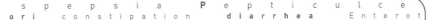

■ 간 기능 검사 – 간 수치가 말해 주지 않는 것

언론 매체를 통해 전해지는 정보 중에서 간 질환에 대한 정보는 큰 비중을 차지한다. 그도 그럴 것이 한국인의 건강 문제에서 중대 이슈 중 하나가 여러 만성 간 질환(간염, 간 경화, 간암 등)이기 때문이다.

이렇게 우리의 건강 문제에서 간 질환이 커다란 비중을 차지하는데도 간염 및 여러 간 질환에 대해 잘못 인식하고 있는 사실들이 많다. 이 중 하나가 간 기능 수치에 대한 이해 부족이다. 많은 사람들이 〈쉬 피로가 와서 간 기능 검사를 받아 보았는데 수치가 비정상으로 올라갔다고 하네요. 의사가 간염 때문이라고 하는데 어떻게 해야 하지요?〉 하고 묻는다. 간 질환이 유행하다시피 하니 많은 사람들이 〈내 간은 어떨까?〉 하고 생각해 보는 것은 어쩌면 당연한 일인지도 모른다.

간 기능 검사(LFT)란 간세포에서 만들어져 분비되는 SGOT, SGPT의 수치를 일컫는다. 수치가 높이 올라간 것은 간 조직에 염증이 생겼거나 관련 기관에 이상이 있다는 일종의 적신호일 수도 있다.

그러나 한 가지 유념해야 할 것은 수치가 비정상이라고 해서 간에 이상이 있다거나 간의 기능이 저하됐다고 볼 수는 없다는 것이다. 반면 수치가 정상이라 해도 간에 아무 문제가 없다고 방심해서는 아니 될 것이다. 이것은 더욱더 무서운 위 음성 결과를 초래할 수도 있기 때문이다.

그 위험한 예가 활동성 B, C형 바이러스 간염 보균자 중 많은 사람들이 간 기능 검사 수치가 극히 정상이라고 해서 정기적인 검진을 회피하는 경우인데, 이들 중 적지 않은 숫자가 만성 간염의 합병증(간 경화, 간암)으로 병이 진전될 때까지 모르고 지나친다. 또 다른 위험한 예는 자신의 수치가 정상이라서 간에 대한 기초 검사도 불필요하다고 자가 처방 하는 것인데, 유감스럽게도 이

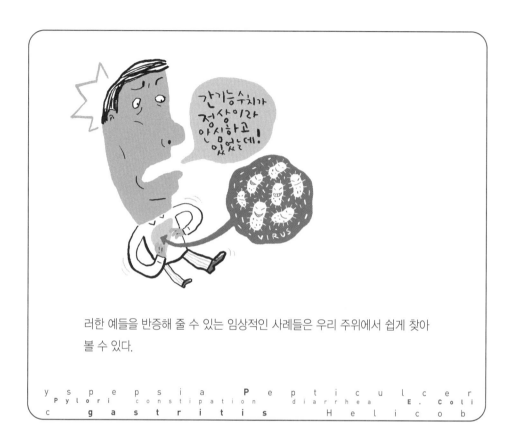

러한 예들을 반증해 줄 수 있는 임상적인 사례들은 우리 주위에서 쉽게 찾아
볼 수 있다.

정상 수치의 간암 환자

얼마 전 병원을 찾아왔던 박씨의 경우다. 42세의 사업가로서 어려서부터
B형 간염 보균자로 진단받은 바 있는 그는, 바쁜 와중에도 주치의에게 가
서 정기 검진 받는 것을 잊지 않았다. 특히 지난 5~6년 동안 6개월마다 받
은 정기 혈액 검사에는 간 기능 수치 검사가 포함되어 있었다. 그러던 박씨

가 병원을 찾은 것은 요사이 피로가 쌓이고 속이 거북하고 불편한 증세가 계속되기 때문이라고 했다. 지난 6년 동안의 혈액 검사 결과를 검토해 본 결과 간 기능 수치는 극히 정상이었다. 하지만 몇 가지 중요한 검사가 빠진 것을 지적하며 혈액 검사 및 간 초음파 검사를 하자 유감스럽게도 간암으로 판명되었다. 이에 놀란 박씨와 그의 가족이 내뱉은 첫마디를 필자는 아직도 잊지 못한다. 〈아니, 지난 6년 동안 간 기능 수치 결과가 괜찮아 다른 정밀 검사는 필요 없다고 했는데……〉

체크 포인트

간 질환에 대해 유념해야 할 사항

1 당신이 B형 혹은 C형 간염 바이러스 보균자라면 이에 대해 정밀 검사를 받는다.
2 바이러스 보균자일 경우, 간 기능 수치가 정상이라도 정밀 검사는 받아야 한다.
3 명심할 것은, 간 기능 수치가 정상인 사람도 간 경화가 있을 수 있다는 사실이다.

혈청 검사와 DNA 검사

그러므로 자신이 바이러스 보유자라 하더라도 어떤 상태의 〈보유〉인지 파악하는 것이 중요하다. 대부분 전문의와의 상담, 진찰, 정밀 혈액 검사와 주기적 검진으로 이를 판단할 수 있다(아래 도표에서 간단한 혈액 검사를 통해 자신의 B형 간염 바이러스 감염 유무를 알아볼 수 있다).

표면체 항원 HBsAg	표면체 항체 HBsAb	핵항체 HbcAb	소견	추천 처방
–	–	–	감염된 적 없음 면역이 안 되어 있음	백신 접종
–	+	+	과거 감염 보호 항체 성립	
+	–	+	바이러스 보유자	1. 정기 검사 2. DNA 검사 3. HBeAg 검사
–	–	+	과거 감염? 최근 간염?	1. DNA 검사 2. 재진
–	+	–	백신 접종–항체 형성	

혈청학적 검사

B형 간염 바이러스의 감염 여부는 혈청학적 검사를 통해 직접적으로 판단할 수 있다. 위의 도표는 간단한 혈액 검사로 B형 간염 바이러스 감염 유무와 바이러스 복제 상태, 그리고 그에 따른 진단과 치료 추천 사항 등을 알아보기 위해 만들었다.

B형 간염 바이러스 항원에는 표면 항원HBsAg, 핵 항원HBcAg, 그리고 e 항원HBeAg, 이렇게 세 종류가 있으며 각각에 대한 항체가 있다. 이 중 표면 항원은 감염의 일반적 지표이며 혈청학적으로 가장 처음 나타나는 지표이기도 하다. 표면 항원이 6개월 이상 지속되면 만성 간염이 확실시된다. 혈액 검사에서 표면 항원이 검출되면 바이러스에 감염되었음이 증명되는데, 우리가 흔히 말하는 〈보균자〉란 바로 이 표면 항원이 양성인 사람을 가

리킨다. 우리나라 인구의 5퍼센트가 표면 항원을 가지고 있다.

표면 항원/표면 항체

반면에 표면 항원이 없고 표면 항체가 있으면 면역이 생겨났음을 의미한다. 과거에 바이러스에 감염된 후 바이러스를 퇴치시켰거나, 예방 주사를 맞은 사람들에게서 이러한 표면 항체를 볼 수 있다. 표면 항체가 양성이면 B형 간염 바이러스에 감염될 일은 없다. 그러나 바이러스를 보유하고 있는 감염자에게도 표면 항원과 더불어 표면 항체가 있는 것을 더러 볼 수 있다. 그러므로 표면 항원 검사는 꼭 한 번 받아야 한다.

핵 항원/핵 항체

핵 항원은 바이러스 표면 항원의 내부 핵막을 구성하는 단백질로서 일반적인 검진에서는 실시하지 않는다. 핵 항체는 IgG와 IgM 항체 두 가지가 있다. IgM 항체는 최근 수개월간 바이러스에 급성으로 감염된 적이 있는지 알려 줄 수 있다. 반면에 IgG 핵 항체 검사는 과거 바이러스에 감염된 적이 있는지 확인해 주는 중요한 검사다. 즉 IgG 항체가 음성이면 바이러스가 몸에 들어온 적이 없음을 말해 주고, 양성이면 과거에 감염된 적이 있다는 징표다. 그러므로 IgG 핵 항체는 현재 바이러스를 보유하고 있거나 과거 바이러스에 감염되었지만 바이러스를 퇴치하고 면역(즉, 표면 항체)이 생긴 사람들에 한해서 찾아볼 수 있다. 표면 항체는 있지만, 표면 항원과 IgG 핵 항체가 없는 사람들은 예방 주사를 접종하여 면역체가 생긴 경우다.

e 항원 / e 항체

B형 간염 바이러스의 중심에는 핵 항원 외에 e 항원과 바이러스 DNA, 그리고 바이러스 DNA를 만들어 내는 DNA 폴리머레이즈(DNA 중합 효소)가 포함되어 있다. 여기서 e 항원은 바이러스의 양을 반영하며, 양성일 경우 감염성 또한 높다. 즉, e 항원이 양성인 감염자의 바이러스 DNA 역가를 측정해 보면, 거의 다 1백만 copies/ml 이상의 높은 수치를 나타낸다. 그리고 이렇게 e 항원이 양성이면 e 항체는 음성이다.

반면, e 항원이 음성이고 e 항체가 양성인 감염자들은 대부분 DNA 역가가 1만 copies/ml 이하로 낮다. 다시 말해, e 항체의 존재는 일반적으로 바이러스가 어느 수준 이상으로 복제되지 않음을 의미한다. 그러나 때로는 e 항원이 음성이라도 바이러스가 일정 수준 이상으로 복제되고 감염성 또한 높은 경우가 있다. 이때 감염자는 간염이나 간에 섬유화가 있을 수 있으며, 나중에는 오히려 바이러스 DNA 용량이 매우 높은 e 항원 양성 반응자들보다 간 손상이 더 심각한 경우가 많다.

모든 감염자(표면 항원 양성 반응자)의 10퍼센트 정도만이 e 항원 양성 반응을 나타내며, 나머지 90퍼센트는 e 항원 음성 반응을 보인다. 이러한 e 항원 양성 반응자들을 〈활동성 보균자〉라고 할 수 있다. 활동성 보균자라고 해서 모두 간염을 앓지는 않는다. 그러나 ALT 수치가 높이 상승한 상태를 유지하면, 활동성 간염이라고 할 수 있다. 이와는 대조적으로 e 항원이 음성이며 간에 손상이 없고 DNA 복제가 없거나 적은 경우는 비활동성 보균자라고 할 수 있다.

■ DNA 검사

혈청 검사 외에도 바이러스 증식을 측정하는 DNA 검사(PCR)는 환자의 감염 상태를 정확히 파악하는 데 큰 도움을 준다. 간에 손상을 주는 것은 바이러스다. 그러므로 바이러스의 증식도는 활성 간염, 간 경화 및 간암의 발병률과 직접적으로 연관되어 있다. DNA 농도가 높으면 감염력도 크다. 따라서 DNA 검사를 통한 바이러스 증식도 측정은 환자를 진료하는 데 없어서는 안 될 중요한 검진 방법이다.

불과 5~6년 전까지만 해도 DNA 수치를 측정하는 방법이 그리 정확하지 않았지만 현재 바이러스 DNA 검사는 DNA의 가장 민감한 검정법인 PCR라는 검사 방법을 통해 정확한 측정이 가능해졌다. 따라서 과거 검진에서 바이러스 증식도가 높지 않았던 환자들은 이 새로운 PCR 검사 방법을 이용해 재검진해야 한다.

혈중 바이러스 DNA 농도는 몇 가지 사항을 고려하여 해석해야 한다. 현재 사용되는 측정법은 단위가 통일되어 있지 않아 문제가 생길 수 있다. 일반적으로 사용되는 바이러스의 측정 단위는 copy나 iu(international unit)로, 혈액 1밀리리터 속에 존재하는 바이러스 DNA 농도를 일컫는다. 그러나 아직도 어떤 병원에서는 바이러스의 측정 단위를 피코그램 *picogram* (10의 −12제곱 그램)으로 사용하고 있다. 다시 말해 바이러스 농도를 측정할 때 혈액 1밀리리터당 바이러스 하나하나를 측정하지 않고 바이러스의 무게를 재서 바이러스의 수로 환산하는 간접적인 방법을 사용한다. 1picogram의 바이러스 DNA는 대략 28만 copies에 해당된다. 따라서 1picogram 이하의 수치를 참고하지 않으면, 바이러스의 수가 28만 copies 이하일 경우, 바이러스 증식이 별로 없는 것으로 표현될 수 있다. 즉, 저농도의 바이러스 DNA를 정량할 수 없다는 말이

된다. 혈액 1밀리리터당 바이러스가 1만 copies만 되어도 간에 큰 손상을 일으킬 수 있다는 점을 감안한다면, picogram 단위로 측정하는 방법은 민감도와 정확도가 떨어질 뿐 아니라 치료 기준에 큰 착오를 가져다줄 수 있다.

또한 과거에는 e 항원이 양성이어야 바이러스 증식도가 높다고 생각했었지만 이런 시기는 지난 셈이다. 왜냐하면 e 항원이 음성이라도 자연 발생 변종 바이러스로 인해 간을 손상시킬 수 있는 많은 양의 바이러스가 복제될 수 있기 때문이다. 모든 보균자는 DNA 검사를 받아야 한다. 특히 DNA 검사를 한 번도 받지 않고 〈건강 보균자〉라는 판명을 받고 안심하는 분들은 반드시 받아야 하는 중요한 검사다. 따라서 과거 검진에서, 민감도가 떨어지는 DNA 측정 방법으로 바이러스 농도를 측정했던 환자들은 PCR 검사 방법으로 바이러스 DNA 농도를 재측정해야 한다.

치료하기 전에 더 해야 할 검사

1. 정기 혈액 검사(간 기능, 전체 화학 검사, CBC).
2. A형 간염 바이러스 검사.
3. C형 간염 바이러스 검사.
4. D형 간염 바이러스 검사.
5. 에이즈 바이러스 검사.
6. 간암 지표 검사 AFP.
7. 복부 / 간 초음파 검사.

yspepsia Pepticulcer
Pylori constipation diarrhea E. Coli
c gastritis Helicob

__잠재 바이러스 감염

또한 최근 연구 조사에 따르면, 표면체 항원이 음성인데도 불구하고 B형 바이러스를 보유하고 있는 경우가 적지 않다는 결과가 발표되었다. 즉, 항원은 없지만 바이러스 DNA가 있는 것을 말한다. 이것을 〈잠재 바이러스 감염〉이라고 한다. 심지어는 간암 환자들 사이에서도 B형 표면체 항원은 없지만 바이러스를 보유하고 있는 환자가 종종 나타난다. 바이러스가 있는데 항원은 발견되지 않는 이유는 여러 가지가 있다. 이 중 하나로 오랜 세월이 지나면서 항원의 양이 적어져서 항원 반응이 음성으로 나오는 경우가 있을 것이다. 많은 환자들의 혈액 검사 결과를 보면, 과거에 감염 여부를 말해 주는 B형 간염 바이러스 핵항체가 양성인데 표면체 항원도 음성이고 표면체 항체도 음성인 경우를 본다. 이런 사람들은 B형 간염 바이러스 DNA 검사를 받기를 권한다. 비활동성 보유자이며 증상이 없으면 현재 아무 약도 필요하지 않으며 보통 6개월에 한 번 혈액 검사를, 1년에 한 번 초음파 검사 받기를 추천한다. 이외에도 자신의 건강 관리를 위해서 과로, 술, 불필요한 약물 복용 등을 삼가는 것도 중요하다. B형 간염 바이러스는 혈액, 정액 등으로 감염될 수 있기 때문에 배우자는 미리 예방을 해야 한다.

그러나 한 가지 중요한 것은 활동성, 비활동성 보유는 한곳에 머물러 있는 고정된 현상이 아니라 유동적일 수 있다는 것이다. 오랜 시간에 걸쳐 변할 수 있기 때문에 주기적으로 유심히 관찰하는 것이 필수다. 한 가지 예로, 바이러스의 증식도가 낮은 비활동성 보유자라 하더라도 다른 질환으로 인해 면역 결핍증이 생긴다면, B형 간염 바이러스의 증식도가 높아지고 활동성 간염이 생길 수 있다.

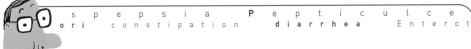
■ 꼭 해야 할 바이러스 DNA 검사

〈B형 간염 바이러스 보균자인데 건강 보균자라며 걱정하지 말라고 합니다. 바이러스 DNA 검사를 꼭 받아야 하나요?〉 많은 사람들이 이런 질문을 해온다. 거듭 말하지만, 보균자인 경우, 바이러스 DNA 검사는 절대적으로 필요하다. 물론 B형 간염 보균자라고 해서 모두 바이러스의 증식도가 높은 것은 아니다. 대부분은 바이러스의 증식이 거의 없는 비증식기 보균자다. 그러나 DNA 검사를 하지 않은 상태에서는 바이러스의 증식 여부를 밝혀낼 수 없다. e 항원이 음성이고 간 기능 수치가 정상이니 바이러스 DNA 수치가 낮을 것이라 단정해서는 안 된다. 왜냐하면 e 항원이 음성인 변종 바이러스가 활성화되어 있으면 간 기능 수치가 정상이라도 바이러스 증식도는 상승해 있고 간에는 심한 손상이 벌써 생겼을 수 있기 때문이다.

더욱이 최근 연구 조사 결과는 바이러스 증식도와 간암의 발병률이 직접적으로 비례 관계에 있음을 보여 준다. 즉, 바이러스의 증식도가 높을수록 간의 섬유화와 간암의 발병률이 높다. 그러므로 DNA 검사로 바이러스의 증식도를 정확히 측정할 수 있는 현재의 PCR 방법은 환자의 간염 상태를 모니터하는 과정에서 매우 요긴한 역할을 한다.

바이러스 DNA의 농도와 간 경화, 간암의 발병률이 직접적인 비례 관계를 갖는 것으로 나타난 이상, 바이러스의 증식도가 높은 환자들이야말로 지속적인 관찰이 필요하다. 2002년 미국의 유명 학회지인 『뉴잉글랜드 저널 오브 메디신 *New England Journal of Medicine*』에 발표된 조사 결과를 시작으로 이와 유사한 논문들이 여럿 발표된 바 있다. 1만 1,893명의 중국인 바이러스 감염자를 대상으로 추적 검사한 결과, 표면 항원만이 양성인 환자들은 간암에 걸릴 확률이 바이러스 비감염자에 비해 9.6배나 높고, 바이러스 증식도가 높은 e 항원 양성 반응자들의 경우는 간암 발병률이 60배에 달했다. 즉, 이 결과는 감염자의 바이러스 증식도가 높을수록 간암 발병률 또한 높아진다는 사실을 입증해 주고 있다.

2006년 1월 『미국의학협회지 *Journal of American Medical Association*』에도 이와 비슷한 바이러스 DNA 역가와 간암 발병률의 정비례 관계에 대한 발표가 있었다. 3,653명의 아시아계 바이러스 감염자들을 추적 관찰해 본 결과 바이러스의 농도가 높은(10만 copies/ml 이상) 환자들은 바이러스의 농도가 낮은(3백 copies/ml 이하) 감염자에 비해 간암 발병률이 10배 이상 높았다. 이 연구 결과에 의하면, B형 바이러스로 인한 간암 발병률은 바이러스 DNA 역가가 1만 copies/ml 이상부터 높아진다고 한다. 이러한 조사 결과는 이제까지 우리가 알고 있던 〈DNA가 10만 아래면 괜찮다〉는 통념과 완전히 다른 결론이다. e 항원 양성 반응자들은 DNA 역가가 백만 단위 이상으로 높지만, e 항원 음성 반응자들 가운데 간염이 있는 사람들은 DNA의 역가가 e 항원 양성 반응자들보다 비교적 낮다. 이 연구에 따르면, e 항원과 ALT 수치와 무관하게 DNA 역가와 간암 발병률이 상관관계가 있음을 알 수 있다. 즉, e 항원이 있건 없건, ALT 수치가 높건 낮건 관계없이 바이러스 증식도가 높으면 간암 발병률이 높아진다는 말이다.

y s p e p s i a **P** e p t i c u l c e r
P y l o r i c o n s t i p a t i o n d i a r r h e a **E . C o l i**
c **g a s t r i t i s** H e l i c o b

__감염에도 여러 단계가 있다

제1단계－면역 관용기 바이러스 보균자는 대개 3～4단계의 임상적 감염 단계를 거치게 된다. 제1단계는 면역 관용기로, 말 그대로 면역이 관용을 베푸는 시기다. 이때 e 항원은 양성이며 바이러스의 증식도는 매우 높은 편이나, ALT 수치는 대개 정상이다. DNA의 농도는 1백만 copies/ml 이상으로 매우 높은 증식도를 나타낸다. 쉽게 말하면, 몸 안에 있는 적인 바이러스와 면역체의 평화 공존 상태가 유지된다고 볼 수 있다. 이 시기에 바이러스는 높은 증식도를 보이지만, 간염이나 특별한 간 손상은 없는 경우가 대부분이다. 바이러스는 많지만 아직 간에 별 손상이 가지는 않았다는 의미다. 그러나 최근 발표되는 조사 결과에 의하면, 이러한 면역 관용기에 있는 보균자들(대개 20～40대의 젊은 연령층) 가운데에서 ALT 수치는 정상이지만 간 조직을 검사해 보면 염증이나 섬유화 현상이 나타나기도 한다. 예컨대, e 항원 양성에 DNA 농도가 매우 높고, ALT 수치는 정상인 보균자들 가운데 30퍼센트 정도는 간에 손상이 있는 것으로 보고되었다. 또한 똑같은 면역 관용기라 하더라도, 보균자의 연령이 높을수록 간에 가해지는 손상은 더 클 수 있다. 이러한 결과로 볼 때, 〈ALT 수치가 정상이니 바이러스 증식도가 높더라도 별 이상 없겠지〉라고 방심하면 위험하다는 것을 알 수 있다. 학계의 추천 사항에 따르면, 이러한 면역 관용기에 있는 환자들은 조직 검사를 통해 간 손상을 입증하기 전에는 치료하지 않는다. 그러나 이 가운데 많은 사람들이 이미 간에 심한 손상을 입었다면, 앞으로 치료에 대한 추천 사항은 달라질 수 있으리라 전망된다.

제2단계-면역 제거기 사람마다 각기 다르지만, 20~30년의 면역 관용기가 끝나면서 제2단계로 접어드는데 이때가 면역 제거기다. 이 시기에는 바이러스와 체내 면역 기관의 평화 공존이 끝나고 전쟁에 돌입하여 서로 싸우는 시기라고 생각하면 된다. 이러한 전쟁이 벌어지는 동안 ALT 수치는 높이 상승하며 간에 손상이 갈 수 있다. 이러한 싸움이 빨리 끝나면, e 항원은 상실되어 자연 혈청 전환(e 항원이 상실되고 e 항체가 생김)이 이루어지고, DNA 농도도 만 단위 이하로 떨어진다. ALT도 정상 수치로 내려앉는다. 이때가 제3단계인 비증식기다. 물론 사람마다 제2단계의 시기는 각기 다르다. 이런 면역 제거 기간이 길수록 간에 손상이 더욱 깊어질 수 있다. 반면, 면역 제거기가 짧을수록 간에 별 손상 없이 비증식기 단계로 들어간다. 만약 제2단계가 길었다면 이는 바이러스와 면역체의 전쟁이 오래 지속되었다는 것을 의미하며, 그 기간 동안 ALT 수치가 오르락내리락하면서 간에 지속적인 손상이 갔을 것이다. 반면, 이 전쟁이 비교적 짧았다면 이는 간에 큰 손상이 가지 않고 빠른 시일 안에 비증식기 상태로 이어졌음을 의미할 수도 있다.

제3단계-비증식기 일반적으로 제3단계인 비증식기에는 바이러스의 증식이 매우 저조한 편이며, ALT는 대개 정상 수치를 보인다. 이때 간에는 큰 손상이 없는 편이지만, 이전에 면역 관용기와 면역 제거기를 지나며 간에 어떤 손상이 가해졌는지에 따라 손상 정도가 결정된다. 다시 말해, 앞에서 언급한 면역 관용기와 면역 제거기에는 바이러스가 활동성이고 제3단계에는 비활동성이라고 구별할 수도 있다. 여기서 〈활동성〉이란 바이러스의 증식도에 기준을 둔 말이다. 이렇게 제3단계는 e 항원이 상실되고 혈중 바이러스가 검출되지 않는 비증식기 상태인 〈휴전〉 상태나 다름이 없다.

제4단계-위험한 재활성기 그러나 자연 발생 변종 바이러스를 보유하고 있을 경우에는 더러 비증식기를 지나 제4단계인 바이러스 재활성기에 돌입하게 된다. 제4단계에서는 프리코어나 코어 프로모토 변종 바이러스가 활성화되어 바이러스 복제가 증가된다. 재활성기에서 나타나는 바이러스의 농도는 e 항원이 양성인 면역 관용기 때보다는 낮지만, 충분히 간에 손상을 입힐 정도의 용량이므로 오랜 세월이 흐르면서 이로 인해 간 상태가 악화되는 경우를 본다. 즉, 변종 바이러스를 지니고 있는 보균자에게는, 바이러스로 인한 간의 손상은 면역 제거기와 면역 관용기에서만이 아니라 재활성기 때에도 지속적으로 일어날 수 있다. 한 예로 간 경화가 있는 보균자의 경우, 바이러스 증식이 오르락내리락하며 3단계와 4단계를 오가는 경우를 볼 수도 있다. 이러한 환자들은 치료가 필요하다.

변종 바이러스와 유전자 유형

B형 간염 바이러스에는 여러 종류가 있다. 다시 말해 B형 간염 바이러스는 하나가 아니라 여러 변종이 있다. 바이러스의 유전자 유형도 현재 일곱 종류나 발견된 상태다. 바이러스 증식이 높고 활동성 간염이 있을 경우, 대부분의 환자는 HBe 항원을 가지고 있다. 그러나 바이러스의 증식도는 높은 반면, HBe 항원이 없는 변종 바이러스도 있다는 것을 유념해야 한다. 이외에도 B형 간염 치료제인 라미부딘으로 인한 변종 바이러스(YMDD, 변이형 바이러스)와, 새로운 B형 간염 치료제인 헵세라로 인한 변종 바이러스

(N236T)가 있다. 다시 말해, 한 사람의 환자에게서도 두 종류 이상의 바이러스가 발견될 수 있다는 뜻이다. 예를 들어 HBe 항원이 없는 활동성 간염 환자가 라미부딘을 오랜 기간 복용한 결과 YMDD 변종 바이러스를 갖게 되었다면, 이 환자는 두 가지의 B형 간염 바이러스를 가지고 있는 셈이 된다.

또한 개개인에 따라 바이러스의 유전자 구성이 다를 수 있는데, 이를 유전자 유형이라고 한다. 현재 알려진 바로는 A, B, C, D, E, F, G, H로 여덟 가지가 있다. 최근 학회지에 발표된 조사에 따르면, 동양인은 B, C형이 가장 많았고 서양인 사이에는 A, D형이 만연했다. 한국인에게는 C형이 가장 많은 것으로 알려져 있다. 이러한 유전자 유형의 임상적 중요성은 점차 밝혀지고 있는 상황이다. 즉, 유전자 유형이 기정된 B형 간염 치료제의 치료 기간과 반응을 좌우하는 중요한 요소가 되는지는 중요한 의문이 아닐 수 없다. 한 예로, 유전자 A형은 인터페론 치료에 비교적 좋은 반응을 나타내고 있으며 유전자 C형은 인터페론에 잘 듣지 않는다. 또한 한국인에게 나타나는 유전자 C형은 다른 유형에 비해 비교적 높은 간암 발병률을 보이는 것으로 발표되고 있다.

__체크 포인트

당신은 B형 간염 바이러스 감염 검사를 받은 적이 있나? 일생에 꼭 한 번은 해야 할 검사다.

보균자가 아니고 면역체도 없다면, 예방 주사를 맞아라. 예방할 수 있는 병이다. 특히 보균자일 경우, DNA 검사를 받아라. 간을 손상시키는 것은 바이러스 그 자체다. 즉, DNA 증식은 만성 간 질환으로 진행될 수 있다. 심한 간 경화가 있을 경우, DNA 증식은 그리 높지 않을 수 있으므로 검사 하나에만 치중하여 생각하지 말고 모든 것을 통합하여 총체적으로 보아야 한다.

__필요하면 적절한 시기에 꼭 치료하자

B형 간염을 치료할 수 있는 여러 항바이러스제들이 시판되기 시작한 지 벌써 10년이 넘었지만, 아직 많은 사람들은 〈B형 간염은 치료할 수 없다〉고 생각한다. 1998년에 미국 FDA의 승인을 받고 시판되기 시작한 라미부딘을 비롯해 헵세라, 바라클루드, 타이제카, 클레부딘, 인터페론, 비리아드 등은 바이러스 DNA의 복제를 억제하여 바이러스로 인한 간의 손상을 방지할 수 있는 B형 간염 치료제로서 각광받게 되었다.

B형 간염의 치료에 대한 근본적인 이슈는 세 가지로 나누어 생각해 볼 수 있다. 첫째는 보균자 중 누가 치료 대상인지 밝혀내는 일이고, 둘째는 적절한 치료 시기에 대한 문제로 감염 시기 중 언제 치료해야 하느냐의 문제고, 셋째는 어떤 약으로 치료 하는가이다. 이러한 문제점들을 중점적으로 다루면서 이제까지 쌓인 여러 임상 자료와 경험을 총체적으로 고려할 때 현재 알려진 치료 방법의 한계는 물론 앞으로 우리가 풀어 나가야 할 문제점들이 많음을 본다.

누가 치료 대상인가?

B형 간염 보균자라고 다 치료가 필요한 것은 아니다. 사실 대부분의 보균자는 아무 치료도 필요 없고 단지 정기 검진을 통해 관찰하는 것으로 충분하다. 그러나 바이러스는 유동적 성향을 가지고 있기 때문에, 지금은 괜찮

아도 나중에는 어떻지 꾸준히 지켜보아야 한다.

바이러스를 보유하고 있지만, 간염이 없고 바이러스 증식도가 낮은 상태라면 굳이 약을 쓸 필요가 없다. 이러한 보균자에게 필요한 약이라면 바이러스를 완전히 박멸시키는 것일 텐데, 아직 그런 약은 없기 때문이다. 반면, 활동성 간염과 바이러스 증식도가 높은 보균자들에게는 바이러스 증식을 억제할 수 있는 항바이러스 치료제가 바로 근본적인 대책이다.

B형 간염 바이러스 질환은 변동이 심하다. 바이러스 질환의 상태는 여러 요소에 따라 좌우된다. 환자의 일반 건강 및 면역 상태는 물론, 바이러스 감염 시기, 연령, 바이러스 유형, 그리고 바이러스 증식도 등에 달려 있다. 이 가운데 간에 가장 중요한 영향을 미치는 요소는 바이러스 증식도다. 바이러스를 보유하는 동안 바이러스가 얼마나 증식하느냐에 따라 간 손상 정도 또한 달라지기 때문이다. 바이러스 증식도는 ALT 수치와 마찬가지로 시간에 따라 변동하는 경우가 많아 한 번 검사해서 바이러스 증식도가 낮게 나왔다 하더라도 안심할 수는 없다. 시간을 두고 장기적으로 유심히 살펴보아야 한다. 이러한 바이러스의 유동적인 특성 때문에, 바이러스 간 질환의 예후를 예측하기란 쉽지 않다. 따라서 B형 간염 바이러스 질환을 치료하기에 앞서 환자의 과거와 현재 상태는 물론, 앞으로 상태가 어떻게 변할 것인가에 대해서 꾸준히 관찰하며 심사숙고해야 한다.

치료 대상이 되는 환자는 누구일까? 현재 처방되고 있는 간염 치료제인 항바이러스제는 바이러스의 증식을 억제하는 약이다. 바이러스의 농도가 높을수록 간의 섬유화와 간암 발병률이 높은 것으로 알려져 있기 때문에, 바이러스의 증식을 억제하여 이러한 불상사를 예방하는 데 치료 목적을 두는 것이다. 그렇다면, 바이러스의 농도가 높은 환자들은 치료하고 바이러스의 농도가 낮은 환자는 치료하지 않아도 되나? 예를 들어 생각해 보자. e 항원 음성 반응에 바이러스의 농도가 매우 낮고(1만 copies/ml 미만) ALT 수치가 정상인 사람은 비활동성 보균자로 추정하여 일단 치료하지 않고 지속적으로 검진하는 것을 추천한다. 그러나 e 항원 양성 반응에 DNA 농도가 높고(10만 copies/ml 이상), ALT 수치도 상승해 있는 환자는 치료 대상이 된다. 위의 두 케이스는 매우 대조적이어서 임상적 판단이 어렵지 않다. 그러나 DNA 농도는 높지만 ALT 수치가 정상일 경우에는 어떻게 해야 할까? 이런 경우, 간 조직 검사를 통해 간의 손상 유무를 확인할 수 있다. 검사 결과에 별 손상이 없다면, 과연 아무런 치료도 필요 없을까? 반면에 DNA 농도가 그리 높지 않고 ALT 수치도 정상인 간 경변 환자들은 치료를 해야 할까? 치료 기간은? 이와 같은 많은 의문점들이 연달아 제기된다. 현재 학회에서 추천하는 치료 대상 환자를 가려내는 가이드라인을 중심으로 생각해 보아야겠지만, B형 간염 바이러스 치료에서 유념해야 할 한 가지는 모든 환자는 경우가 각기 다르다는 것이다. 모두가 B형 간염 바이러스를 보유하고 있다고 해도 문제와 상황은 각기 다르다는 말이다. 그리고 이 다른 점들은 시간에 따라 변동하기 때문에 더욱 예측하기가 어렵다. 〈환자는 지문과 같다*Patients are like fingerprints*〉라는 말은 마치 B형 간염 바이러스 보균자들을 두고 한 것이 아닌가 싶다. 그러므로 모든 환자들은 진료 과정에서 개별적이고 구체적으로 다루어야 할 것이다. 특히 검진을 받는 환자에게 현재 나타나는 증상이 없다 하더라도 장래에 발생할 수 있는 문제의 가능성에 대비해야 한다.

■ 진료는 저울질이다

다시 한 번 깨닫는 의사소통의 중요성

어느 날 43세 된 무병력의 여자 환자 한 분이 찾아와 불평을 했다. 〈검진 후에 선생님이 저를 보더니 자궁에 혹이 있는데 수술을 할 수도 있고 그냥 놔 둘 수도 있답니다. 저에게 결정하라고 하는데, 제가 그걸 어떻게 결정합니까? 그런 건 의사가 결정해 주는 거 아닙니까?〉 자궁에 있는 근종이라고는 하지만 혹시 만에 하나 악성 종양일 수도 있다는 가능성에 불안한 마음을 쉽게 떨치지 못하는 K씨의 심정은 충분히 이해할 만하다. 이러한 상황에서 의사의 〈하려면 하라〉 식의 불확실한 태도는 환자에게 혼동을 가져다줄 수밖에 없을 것이다. 〈의사가 알아서 결정해 주어야 하는데……〉라고 말하는 K씨의 말에는 분명히 일리가 있다. 원래 빈혈로 여러 가지 검사를 해보았지만, 별 이상이 나타나지 않고 자궁에서 3센티미터 근종이 발견되었을 뿐이었다. 철분제를 복용하여 다소 회복되기는 했지만, 계속 빈혈에 시달릴 수 있다는 사실은 환자에게 큰 부담이 아닐 수 없다.

수술을 받으려면 받을 수 있다(?)라는 의사의 입장은 어떻게 이해할 수 있을까? 빈혈이 심한 상태도 아니고 별로 큰 의심이 가지 않는 근종이므로, 의사는 수술을 받으라고 강력히 제안할 필요가 없다고 결정한 것이다. 게다가 시간이 지나면서 근종의 크기가 자연적으로 줄어들 가능성도 감안한 것이다. 다시 말해, 의사 입장에서는 수술할 때와 안 할 때의 장점과 단점 등을 놓고 저울질해 보고, 어떻게 하는 것이 좋을지 환자에게 설명해 주었어야 한다. 그러나 의사가 불확실한 입장을 보여서 K씨가 혼동하게 된 것이다.

위의 경우를 볼 때, 의사가 K씨에게 제공할 수 있었던 답은 다음 세 가지 중 하나였을 것이다. 첫째는 수술을 받는 것, 둘째는 수술을 받지 않는 것, 셋째는

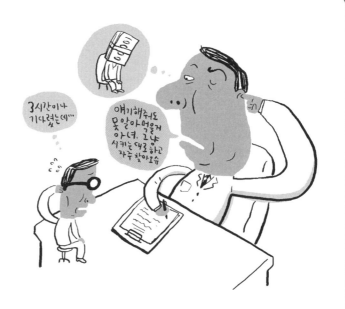

근종의 크기와 빈혈 상태를 지켜보다가 나중에 필요하면 수술을 받는 것이다. 필자 생각으로는 의사가 환자에게 제공하려고 했던 제안은 아마도 세 번째 제안이었을 것이다.

수술을 해서 얻어지는 손익과 수술을 하지 않고 놔두었다가 생길 수 있는 손익을 헤아려 견주어 보는 것이 임상이다. 비교적 간단한 예로, 감기에 걸렸을 때 항생제 처방을 결정할 때와 마찬가지다. 이런 문제는 B형 간염 치료에도 적용된다. 바이러스를 보유하고 있다고 모두 항바이러스제를 복용해야 되는 것은 아니다. 그렇다면 어떤 바이러스 보유자를 치료해야 하나? 이것이 저울질로 판단해야 할 일이다.

임상은 저울질이다. 저울질이란 무엇인가? 저울은 어떤 물체의 무게를 달아 헤아리는 기구다. 저울질이란 어떤 물체 혹은 일들을 서로 견주어 보는 일을 말한다. 손익을 다 헤아려 견주어 보았을 때 무게가 쏠리는 쪽으로 결정하기 마련이다. 물론 많은 경우 임상에서 확고한 분별이 간다. 그러나 애매모호한 경우 또한 많다. 이 저울질에는 특정한 공식이 없다. 가이드라인이 있을 수 있지만 이건 어디까지나 가이드라인일 뿐 공식이 아니다. 의사가 가지고 있는 모든 지식과 경험을 동원해 그 특정 환자에게 적용되었을 때 필요하다고 느껴지는 그 가이드라인에 따라갈 뿐이다. 이게 참된 저울질이다.

y s p e p s i a   **P e p t i c u l c e r**
Pylori   c o n s t i p a t i o n   d i a r r h e a   **E. Coli**
c   **g a s t r i t i s**   H e l i c o b

언제 치료하나?

B형 간염 치료에 관해 이 책에서 여러 차례 강조하는 중요한 개념 가운데 하나는 〈모든 보균자는 다르다〉는 것이다. 다시 말해, 바이러스를 보유하고 있는 상태가 개인에 따라 각기 다르며 그들의 예후도 다르다. 또한 개개인에 있어서도 간의 상태는 시간에 따라 변동할 수 있으므로 유심히 살펴보지 않을 수 없다. 다행히 신체검사, 간 기능 검사, 혈청학적 검사, 바이러스 DNA의 역가, 간 조직의 상태에 따라 환자의 예후는 어느 정도 예측할 수 있다. 바이러스의 농도는 높지만 ALT 수치가 정상이었던 환자가 갑자기 ALT 수치가 상승하고 이런 상태로 오래 지속될 경우, 만성 활동성 간염으로 판단하고 치료 시기가 왔다고 판단할 수 있다. 바이러스 농도는 그리 높지 않지만 ALT 수치가 상승할 경우도 마

찬가지일 수 있다. 또한 감염 제3기인 비증식기에 있다가 재활성화기로 돌입할 경우에도 치료를 고려할 수 있다. 나이가 40대 이상인 보균자로 바이러스의 농도는 높고 ALT 수치는 정상이지만, 가족 병력과 같은 위험 요인이 있을 경우에도 치료를 고려해 볼 수 있다.

또한 치료에 대한 추천 여부는 단순히 수치에만 의존하기보다는 환자의 모든 상황에 따라 달라질 수 있다. 한 예로 치료 대상이 될 수 있는 바이러스 DNA 농도도 환자의 e 항원과 프리코어 같은 변종 바이러스의 유무, 간염이나 간 경변 상태에 따라 달라질 수 있다. 예컨대, 환자가 e 항원 양성 반응을 보인다면 일반적으로 바이러스 DNA의 역가가 10만 단위 이상이어야 치료를 추천한다. 하지만 e 항원이 음성으로 프리코어 변종 바이러스를 보유하고 있으면 DNA의 역가가 만 단위만 넘어도 치료를 추천한다. 만약 환자가 비대상성 간 경변을 지니고 있으면 DNA 역가가 1만 copies/ml 아래여도 치료를 추천할 수 있다.

__B형 간염 치료제

바이러스의 증식을 억제할 수 있는 여러 항바이러스제들이 개발되었다. 미국의 경우, 1998년에 라미부딘이 시판되기 시작한 후 2002년에는 헵세라가, 2005년에는 바라클루드가 나왔으며, 2006년 10월에는 타이제카(텔비부딘), 그리고 2008년 8월에는 비리아드(테노포비어)가 FDA의 승인을 받았다.

이러한 항바이러스제들은 활동성 간염이나 간 경변이 있는 환자들에게 가장 많이 사용되며, 바이러스의 증식을 막아 간의 손상을 방지하는 데 목적을 둔다. 다시 말해 활동성 간염이 있는 경우, 항바이러스제는 간염 바이러스의 증식도가 거의 없는 상태, 즉 비증식기 상태로 회복시켜 간의 손상을 방지하고 간 질환의 진행을 늦출 수 있다. 그러나 약제의 효과는 대상 환자의 임상적 상태와 보유한 바이러스의 유전자 유형 등에 따라 달라질 수 있기 때문에 약의 복용 문제는 개별적으로 세심히 고려해야 한다. B형 간염 환자의 치료를 결정하는 시점에서 환자에게 최적의 치료법을 찾는 것은 매우 중요하다. 따라서 각 약제가 어떤 B형 바이러스 보균자들에게 가장 적합할지는 의료진이 제일 먼저 결정해야 할 사항이다.

미국 FDA의 승인하에 B형 간염 치료에 쓰이는 약은 현재 여섯 가지가 있다. 주사약인 알파 인터페론과 위에서 언급한 다섯 가지의 경구약이 있다. 만성 B형 간염 치료의 장기적인 목적은 바이러스 증식을 지속적으로 억제하여 간암과 간 경변을 포함한 심각한 간 질환으로의 발전 위험을 줄이는 데 있다. 최근의 몇몇 연구를 제외하면 한국인을 비롯한 아시아계 환자들에게는 인터페론이 큰 효과를 나타내지 못한 반면, 경구용 항바이러스제는 큰 부작용 없이 바이러스 증식을 억제하는 효과를 보였다. 그러나 라미부딘의 경우, 약의 내성 문제 때문에(1년 후 약 20퍼센트의 환자가, 그리고 4년 후에는 70퍼센트까지 라미부딘에 대한 저항력이 발생함) 단일 요법으로 장기 복용은 어렵다. 이러한 상황 아래, 헵세라와 비리아드는 라미부딘에 내성을 가진 환자를 위한 유일한 선택일 수 있다. 또한 라미부딘과 같은 뉴클레오시드 항바이러스제인 바라클루드는 효능이 강력할 뿐 아니라 내성 발현율도 매우 낮아 또 하나의 B형 간염 치료제로 각광받고 있다.

치료 중 관찰해야 할 사항

바이러스의 증식을 억제하면, e 항원 양성 반응자의 경우 혈청 전환이 생긴다. 환자가 자연 발생 변종 바이러스가 없는 e 항원 양성 반응자일 경우, e 항원의 혈청 전환은 치료의 궁극적인 목표이기도 하다. 그러므로 치료 중에는 바이러스 DNA의 농도, 간의 염증 정도를 반영할 수 있는 ALT 수치, e 항원/e 항체의 유무 상태를 관찰해야 하며, 필요에 따라서는 간 조직 상태도 점검해 보아야 한다. 이외에도, 치료 중 항바이러스제의 내성 유무를 살피는 것은 매우 중요하다. 내성이 생기면 약의 효력이 떨어져 바이러스 DNA의 농도가 다시 상승할 뿐 아니라 간염이 활성화되어 때로는 환자에게 위험할 수 있다. 그러므로 내성이 생기면 하루속히 치료를 시작해야 한다. 그러기 위해서는 치료 중 정기적으로 유전자 내성 검사를 실시하여 임상적 내성이 생기기 전에 내성 유무 상태를 관찰해야 한다. 시기에 알맞은 조치는 내성 치료는 물론 전체적인 간염 치료의 성공 여부를 결정하기 때문이다.

유전자적 내성과 임상적 내성

내성이 생긴다는 것은 무슨 뜻일까? 여기서 내성이란 이전에 어느 특정한 항바이러스제에 민감하게 반응한 바이러스가 변성을 거쳐 항바이러스제에 반응하지 않는 현상을 말한다. 항바이러스제 내성은 발현 순서에 따라 크게 두 가지로 분류할 수 있는데, 하나는 유전자적 내성 *genotypic resistance* 이고, 또 하나는 임상적 내성 *virologic and clinical resistance*이다. 다시 말해, 바이러스 내성이 생기면 가장 먼저 바이러스 유전자 자체에 변화가 온다. 이것이 유전자적 내성이다. 유전자적 내성에 이어서 임상적 내성이 생기면, 약에 대한 바이러스DNA의 농도 반응과 혈청 ALT 수치의 반응이 떨어지기 시작한다. 즉, 약을 사용해도 더 이상 효과가 나지 않는다. 기대와 반대로 오히려 DNA의 농도가 올라가고 정상이던 ALT 수치가 다시 비정상으로 올라간다. 유전자적 내성은 바이러스의 유전자를 검사해 보면 가장 먼저 알아낼 수 있는 내성이다. 유전자적 내성은 기존의 바이러스 DNA나 혈청 항원 검사로는 알 수 없으며, 바이러스 유전자 자체를 검사하는 특수 검사로 확인할 수 있다. 이렇게 바이러스 유전자 검사에서 새로운 변종 바이러스가 생겼다 하더라도 초기에는 환자의 바이러스 DNA의 농도나 ALT 수치가 변동하지 않는다.

유전자적 내성이 생긴 후 시간이 한참 흐른 후에야 임상적 내성이 나타나는데, 이때에는 바이러스 DNA 농도가 상승하며 ALT 수치 또한 비정상으로 올라가게 된다. 한 예로, 36세 되는 김씨는 B형 간염 바이러스로 인한 활동성 간염을 치료하기 위해 라미부딘을 3년간 지속적으로 복용했다. 치료가 시작된 후로 높았던 바이러스 DNA의 농도는 200 이하로 떨어졌고 비정상이던 ALT 수치는 40 아래로 정상화되었다. 그러던 어느 날 검사를 받아 보니 바이러스 DNA의 농도가 다시 10만 단위 위로 상승하기 시작했으며, ALT 수치도 높이 올랐다. 이렇게 비정상적인 결과가 나올 때 우리는 비로소 환자에게 라미부딘 내성(임상적 내성)이 생겼다는 것을 알 수 있다. 그리하여 이 환자에게 헵세라 치료를 시작했더니 DNA와 ALT 수치는 서서히 정상으로 돌아갔다.

다시 한 번 강조하지만, 임상적 내성이 생기기 훨씬 전에 유전자적 내성이 생긴다. 물론 유전자적 내성이 생겼다고 임상적 내성이 반드시 나타나는 것은 아니다. 많은 경우, 유전자 검사상 변종 바이러스가 출현했지만 바이러스 DNA와 ALT 수치에는 별다른 변화가 없다. 그러나 일반적으로 내성 치료는 빨리 할수록 더 좋으며, 간의 상태가 나쁠수록 속히 진단하여 치료해야 한다. 그러므로 치료받는 환자들을 지속적으로 관찰할 때 유전자 내성 검사를 당연히 포함시켜야 한다. 그러나 현재는 대부분의 미국 내 대학병원에서도 관례적으로 유전자 내성 검사를 실시하지는 않는다. 앞으로는 치료 중인 환자는 물론 바이러스 감염자의 상태도 확실히 파악하기 위해 유전자 검사를 실시하게 될 것으로 보인다.

__인터페론

인터페론은 α, β, γ형 등이 있으며 미국에서는 1992년에 FDA의 승인을 받아 B형 간염 치료제로 쓰이기 시작했다. 맨 처음 발표된 조사 결과에 의하면, 주 3회 피하 주사로 500~1000만 단위를 16주일 동안 복용했을 때, e 항원의 혈청 전환율은 18퍼센트였지만, 최근 발표에 의하면 이보다 훨씬 좋은 성적을 보인다. 그러나 약으로 인한 부작용, 높은 비용 등의 이유로 이 주사의 사용을 꺼리는 경우가 많다. B형 간염 치료제로 가장 먼저 사용되기 시작한 α 인터페론에 대한 내성은 아직 발견된 바가 없다.

부작용으로는 독감과 같은 증상, 근육통, 식욕 감퇴, 체중 감소, 탈모증, 골수 억제 등이 나타날 수 있다. 이러한 부작용과 더불어 만만찮은 경비와 불편함 등은 환자들에게 큰 부담을 준다. 최근에 개발된 페그인터페론은 경비 면에서는 큰 차이가 없지만, 주 1회 피하 주사로 사용 측면에서 좀 더 편리해졌고, 약의 효력과 환자의 순응도 좋아졌다.

치료 대상

B형 간염 바이러스로 인한 활동성 간염을 앓고 있는 환자들은 일단 인터페론 복용 대상이 될 수 있다. 환자의 ALT 수치가 높으며 DNA 농도가 낮은 경우 인터페론에 대한 반응은 좋다. 그러나 한국에서 찾아볼 수 있는 대부분의 바이러스 보균자들은 DNA의 농도가 높고 ALT 수치는 낮은 편이라서, 인터페론의 치료 효과가 그리 좋은 편이 아니다.

또한 B형 간염 바이러스의 유전자 유형이 대부분 A형인 서양인의 경우, 인터페론의 치료 효과는 비교적 좋지만, 유전자 유형이 대부분 C형인 한국인의 경우 인터페론의 치료 효과는 좋지 않다. 한 가지 유념해야 할 사실은 간경변(특히 비대상성 간 경변) 환자에게는 α 인터페론을 사용하지 않는다는 것이다. 인터페론이 급성 간염을 일으켜 간에 심각한 손상을 유발할 수 있기 때문이다.

치료 효과

e 항원이 양성인 환자 페그인터페론으로 e 항원 양성 반응자를 치료한 결과가 2005년 발표된 바 있다. 이 조사 결과에 의하면, 페그인터페론을 주 1회 180마이크로그램 피하 주사로 1년간 사용해 보니 e 항원의 혈청 전환이 30~32퍼센트 정도의 환자들에게서 이루어져 좋은 효과를 나타냈다. 그러나 치료 효과는 환자의 연령과 감염 상태에 따라 다르며 혈중 바이러스 DNA의 농도가 비교적 낮고 ALT 수치가 높은(200 이상) 경우에 특히 좋

았다고 보고되어 있다. 즉, 환자 자신의 면역계가 활성화되어 있을 때 유효하다는 뜻이다. 인터페론 치료에서 한 가지 인상적인 것은, 주사 치료가 끝난 후에도 혈청 전환이 이루어지는 환자들이 있다는 점이다.

인터페론은 바이러스 유전자형이 A, B일 경우 C, D인 경우보다 치료 효과가 훨씬 더 좋다. 한국인 보균자들은 ALT 수치는 낮은 반면 DNA 농도는 매우 높으므로, 인터페론에 큰 기대를 걸지 않는 편이다.

그러나 2006년에 발표된 한 연구 조사에 의하면, 페그인터페론은 바이러스 유형 C형을 가진 중국인 환자에게도 좋은 효력을 나타낸다. e 항원이 양성이고 바이러스 DNA의 농도가 높은 활동성 간염 환자 150명에게 주 1회 페그인터페론(180마이크로그램)을 48주 동안 투여한 후 6개월 뒤에 검사해 본 결과, 이 중 39퍼센트(150명 중 58명)에 달하는 사람이 e 항원의 혈청 전환을 보였다. 또한 이렇게 혈청 전환(e 항원이 양성에서 음성으로 전환된 상태)을 보인 환자들의 대부분(83퍼센트)은 지속적으로 e 항원이 음성으로 유지되었다. 치료 전에 기존 ALT 수치가 높으면 높을수록, 그리고 DNA 농도가 낮으면 낮을수록 e 항원이 음성일 확률이 높고 일단 음성으로 전환된 후에도 음성으로 유지되는 확률이 높았다. 이런 결과는 바이러스 유전자 유형이 대부분 C형인 한국인 환자에게도 페그인터페론이 좋은 치료 효과를 나타낼 수 있다는 희망을 준다. 앞으로 페그인터페론 치료 연구 결과를 주목해 볼 만하다.

e 항원이 음성인 환자 페그인터페론으로 e 항원 음성 환자들을 치료한 사례는 많지 않지만, 최근 발표된 몇 개의 논문에서는 인터페론이 좋은 효과를

나타내고 있다고 보고했다. 어떤 연구 조사에서는 e 항원 음성 환자들을 6~12개월 치료한 후 13년간 추적 관찰해 본 결과, 치료받은 환자는 치료받지 않은 환자에 비해 높은 생존율을 보였으며 바이러스로 인한 합병증이 적게 나타났다. 이 연구에서는 기존의 인터페론을 사용했으며, 아직 페그인터페론을 사용해 조사한 결과는 없다. 여기서 한 가지 유의할 점은 인터페론을 사용하다 끊으면 바이러스의 농도는 물론 ALT 수치 또한 갑작스레 상승할 수 있으며 이로 인해 급성 간염이 재발할 수 있다는 점이다. e 항원 음성 환자들은 장기간 인터페론을 사용해야 하므로, 치료에 앞서 이러한 부작용을 염두에 두어야 한다.

__라미부딘(바라클루드)

한국에서 바라클루드로 알려져 있는 라미부딘은 경구용으로 가장 먼저 쓰이기 시작한 약이다. 라미부딘은 에이즈 환자에게 쓰이는 항바이러스제로서 B형 간염 바이러스의 증식을 억제하여 환자의 몸 안에 있는 바이러스의 농도를 낮출 수 있으며, 결과적으로는 바이러스로 인해 생길 수 있는 간의 손상을 막아 준다. 라미부딘은 1998년 12월에 미국 FDA의 승인을 받아 많은 B형 간염 환자들에게 쓰이고 있다. 효력은 생화학적, 혈청학적, 바이러스학적, 조직학적인 방면에서 모두 나타난다. 활동성 간염을 앓고 있는 바이러스 감염자가 라미부딘을 복용했을 경우, 상승된 ALT 수치가 정상화되고, 바이러스의 농도가 줄어들 뿐 아니라 간 조직상으로도 염증 상태가 감소했다. 더러는 활동성 간염에서 비활동성 보균자로 탈바꿈하는 현상도 나타났다. 간 경변 현상의 전개 또한 늦출 수 있다는 결과도 주목할 만하다.

하지만 치료 효과가 환자 모두에게 동일하게 나타나는 것은 아니며, 다른 항바이러스제와 마찬가지로 효력이 있다 하더라도 대부분의 경우 약을 중단하면 간이 치료 전 상태로 돌아가거나 더욱 악화될 수 있다는 것이 단점이다. 라미부딘의 복용으로 인한 변종 바이러스의 출현, 그리고 이에 따른 약제의 내성 문제는 라미부딘을 환자에게 처방하기에 앞서 의료진이 심사숙고해야 할 중대한 과제다.

치료 대상

이제까지 발표된 조사 결과에 의하면, 바이러스의 증식도가 높고 활동성 간염을 앓고 있는 환자들은 모두 적합한 치료 대상이 될 수 있다. 또한 인터페론 치료 때와 흡사하게, 바이러스 DNA의 낮은 농도와 높은 ALT 수치는 라미부딘의 효력을 좀 더 강화시키고 장기화시킨다. 반면에 인터페론과는 달리, 간 경화의 유무 상태는 라미부딘 치료에 큰 영향을 미치지 않은 것으로 나타났다. 또한 라미부딘은 ALT 수치가 비교적 정상인 환자들에게도 효력을 나타내고 있다. 그러나 간 경변 환자들의 경우 라미부딘을 복용하다가 도중에 중단하게 되면, 간의 상태가 급격히 악화될 수 있다.

라미부딘은 약의 내성 문제 때문에, 1년 이상 단일 요법으로의 복용은 추천하지 않는다. 높은 내성 발현도 외에도 향후 B형 간염 치료에 쓰일 수 있는 여러 항바이러스제들이 라미부딘과 교차 내성을 가질 수 있다는 점 때문에 라미부딘은 최우선의 선택이 될 수 없다. 왜냐하면 라미부딘을 복용하다가 내성이 생기면 라미부딘과 교차 내성을 가진 약들을 사용하기가 어려워지기 때문이다. 그러나 라미부딘은 항암 치료 때나 간염이 있는 임산부를 치료할 때처럼 단기적으로 쓰일 경우에는 매우 유효한 약이다. 또한 라미부 딘은 헵세라에 내성이 생겼을 때 사용될 수 있으며 헵세라는 물론 다른 항 바이러스제와 함께 복합으로 사용할 수 있다.

치료 효과

e 항원이 양성인 환자 e 항원이 양성인 간염 환자의 치료 목표는 e 항원의 소 실과 혈청 전환이다. e 항원이 양성이고 만성 활동성 간염을 앓고 있는 환 자가 라미부딘 100밀리그램을 1년간 1일 1회 복용했을 때, 혈청 전환이 생길 확률은 17퍼센트다. 2년간 복용했을 때는 29퍼센트, 3년간 복용했을 때는 40퍼센트로 상승한다(다음 도표 참조). 즉, 3년 복용하면 치료받은 환 자의 40퍼센트는 e 항원이 상실되고 e 항원에 대한 항체가 생긴다는 말이 다. ALT 수치는 정상으로 떨어지고 바이러스 DNA는 비증식기 상태로 전

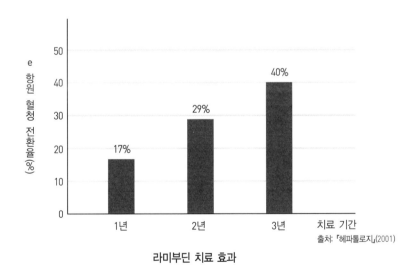

라미부딘 치료 효과

환, 유지될 수 있다. 한편 e 항원의 혈청 전환을 지속적으로 유도하기 위해서는 혈청 전환이 생긴 후에도 약을 중단하지 않고 6~12개월간 지속적으로 추가 투약하기를 권한다. 특히 서양인과 달리 한국인의 B형 간염 바이러스 유형은 주로 C형으로, C형은 혈청 전환 후 지속 반응률이 낮은 편이라 재발할 확률이 적지 않다.

e 항원이 음성인 환자 e 항원은 음성이지만 바이러스 증식이 활발하고 활동성 간염이 있을 경우, 환자는 치료 대상이 된다. 특히 간 기능이 현저하게 떨어져 있으면 속히 치료에 임한다. 이러한 감염자들은 대부분 프리코어 아니면 코어 프로모터 변종 바이러스를 보유하고 있다. 이러한 바이러스 보균자에게서도 라미부딘은 바이러스 복제를 억제하며 간의 손상을 줄이거나 방지할 수 있다. 그러나 e 항원 양성 반응자와는 달리, e 항원 음성 반응자에게 치료의 최종 목표점이 무엇인지는 불분명하다. 즉, 라미부딘의 투여 기간이 명백히 확립되어 있지 않다. 물론 이 문제점은 라미부딘 외 모든 항바이러스제에 해당되는 것이기도 하다. 특히 e 항원이 음성인 경우, 대부분 장기 치료가 예상되는데, 라미부딘의 높은 내성 문제는 e 항원 음성 반응 환자의 치료에 매우 불리하다. 약을 사용하다 도중에 중단하면 대부분 재발할 뿐만 아니라 갑자기 심한 간염과 간 손상을 일으킬 수 있다.

라미부딘 내성

라미부딘 치료에서 가장 큰 문제점은 내성 발현의 위험성이다. 〈라미부딘을 복용하던 중 내성이 생겼다〉는 말은 환자가 원래 가지고 있는 기존의 야생형 바이러스 외에도 또 하나의 바이러스, 즉 라미부딘에 저항하는 변종 바이러스(YMDD 돌연변이 바이러스)가 생겼다는 의미다. 이렇게 되면 환자에게는 치료해야 할 바이러스가 둘, 즉 야생형 바이러스와 변종 바이러스가 있는 셈이다. 1년간 복용했을 경우, 라미부딘 내성이 생겨 YMDD 변종 바이러스가 출현할 확률은 24퍼센트다. 3년간 복용하면 53퍼센트, 4년간 복용했을 경우에는 70퍼센트로 늘어난다.

아직 한국에서 가장 많이 사용되는 항바이러스제의 하나가 라미부딘인 것을 감안하면 이러한 내성 문제가 얼마나 심각한지 상상이 간다. 이렇게 변종 바이러스가 출현하면, 급성 간염이 발생하여 때로 환자에게 위험할 수도 있다. 라미부딘을 복용하던 중 내성이 생길 확률이 가장 높은 환자는 치료 전 바이러스 DNA의 농도가 높은 감염자들이다. DNA 농도 외에도 간섬유화 정도, 음주량, 그리고 50세 이상 고령 등의 요인은 라미부딘 내성이 생길 확률을 높여 줄 수 있다.

현재 라미부딘 내성에 추천할 만한 치료제로는 헵세라와 비리아드 두 가지가 있다. 이유인즉, 라미부딘은 뉴클레오시드이고 헵세라와 비리아드는 뉴클레오티드로 이 둘 사이에는 교차 내성이 없다. 위의 사례에서 보았듯이 라미부딘에 내성이 생겼을 때는 현재 환자가 복용하고 있는 라미부딘을 헵세라로 바꾸는 방법보다 라미부딘을 중단하지 않고 헵세라를 추가한 라미부딘과 헵세라의 병합 요법을 추천하고 있다. 라미부딘 내성을 치료하는 데 비리아드가 헵세라보다 훨씬 더 강력하다는 조사 결과도 있다. 만약 라미부딘 내성을 가진 환자의 바이러스 증식이 매우 높다면, 헵세라보다 바이러스 억제 기능이 강력한 비리아드가 더 효과적일 수도 있다는 생각이다

__헵세라

42세의 문씨는 미국에 살고 있는 가정주부로서, 과거에 간염을 앓은 것 외에는 아무 병력도 없이 건강했다. 지난 20년 동안 아무 검진도 받지 않다가 2년 전 남편의 회사에서 실시하는 종합 검진을 통해 자신이 현재 B형 간염 보균자라는 사실을 알게 되었다.

별 증상은 없는데 간의 염증 상태를 알려 주는 간 기능 수치가 120으로 상승해 있었다. 전문의에게 의뢰하여 정밀 검진을 받아 본 결과 혈액 안에서 B형 간염 바이러스의 e 항원이 발견되었고, 유전자 수치는 극도로 높이 올라가 있었다. 즉, 몸 안에 있는 바이러스가 많이 증식되어 있다는 뜻이었다. 다행히도 간암 지표 검사와 간 초음파 검사는 정상이었다. 이러한 결과를 종합 분석할 때, B형 간염 바이러스로 인한 활동성 간염을 앓고 있다는 결론이 내려졌다.

이 사실을 안 후로 1년 동안 문씨는 정기적으로 검진을 받아 왔다. 역시 아무 증상이 없는데도 불구하고 간 기능 수치는 지속적으로 100 이상 상승되어 있었다. 결국 그 당시 헵세라라는 약을 복용하기 시작했다. 약을 복용하기 시작하고 4개월이 지나 간 기능 수치는 30으로 정상화되었다.

치료 대상

앞에 요약된 환자의 사례는, B형 바이러스로 인한 활동성 간염 환자가 2003년 당시 신약인 헵세라를 복용하기까지의 전형적인 상황을 보여 주는 것이다. 미국에서는 2002년부터, 우리나라에서는 2004년부터 새로운 B형 간염 치료제 헵세라(성분명은 아데포비어)가 시판되기 시작했다. 헵세라 역시 모든 환자들에게 동일한 효과를 나타내지는 않는다. 활동성 간염을 가지고 있는 환자들에게 쓰일 수 있으며, 간염 바이러스의 증식도를 낮추고 바이러스로 인한 간의 손상을 방지하며 간 질환의 진행을 늦추므로 좋은 효과를 기대할 수 있다.

헵세라는 바이러스의 증식을 효과적으로 억제할 뿐 아니라 약제의 내성 문제 역시 라미부딘과 비교할 때 매우 적은 편이다. 그러나 4~5년 이상 장기 복용 시 심각한 내성 문제를 가져다줄 수 있다. 라미부딘을 복용했는데도 불구하고 약효를 보지 못하거나 라미부딘 내성을 나타내는 환자들에게는 물론, 장기간 복용이 예상되어 약의 내성 문제가 우려될 때에는 헵세라를 추가한 병합 요법을 추천할 수 있다. 그러나 최근에 유행하는 바라클루드나 비리아드에 비해 바이러스 억제 기능이 약한 편이므로, 바이러스 증식이 매우 높은 환자에게는 헵세라만을 사용하는 단일 요법은 권장하지 않는다. P씨의 경우와 같이 1년에서 1년 반 동안 치료한 후에도 혈중 바이러스

DNA가 검출되면, 비리아드나 바라클루드로 바꾸든가, 아니면 라미부딘을 추가하여 병용할 수도 있다.

헵세라는 10밀리그램을 1일 1회 복용하며, 신장 기능이 비정상인 환자들 외에는 별 부작용 없이 사용되고 있다. 정기적으로 BUN과 크레아티닌 등 신 기능을 검사해야 하며, 특히 간 경변증 등 신 기능 장애가 올 가능성이 높은 환자에게는 1~3개월 간격으로 자주 검사한다.

치료 효과

e 항원이 양성인 환자 헵세라를 1년간 10밀리그램씩 1일 1회 복용했을 때, e 항원의 혈청 전환율은 14퍼센트 정도다. 2년 복용 시 33퍼센트, 그리고 3년 복용하면 46퍼센트로 증가한다(도표 참조). 혈청 전환이 이루어진 후에도 계속 e 항원을 음성으로 유지하기 위해 헵세라를 6~12개월간 투여하

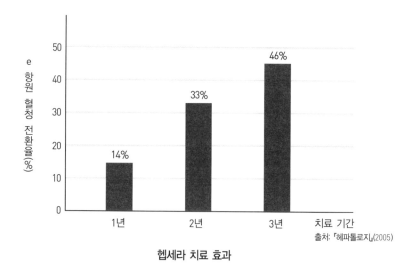

출처: 『헤파톨로지』(2005)

헵세라 치료 효과

는 것을 추천한다. 이것은 라미부딘 치료 때와 마찬가지다. 헵세라 치료로 인한 혈청 전환의 지속 반응률은 높은 것으로 알려졌다. 3년간 추적 관찰한 결과, 혈청 전환된 환자의 91퍼센트가 e 항원을 음성으로 지속적으로 유지했다. 이러한 지속 효과를 확인하는 과정은 간의 상태를 꾸준히 호전시키기 위해 절대적으로 필요하다.

e 항원이 음성인 환자 e 항원이 음성인 간염 환자들에게도 헵세라는 좋은 효력을 나타낸다. 헵세라 복용 시 e 항원 음성 환자의 바이러스 DNA 반응률은 1, 2, 3년 치료 후 68, 71, 79퍼센트, ALT 반응률은 73, 83, 88퍼센트로 증가했다. 이제까지 발표된 연구 결과를 종합해 보면, 헵세라를 5년간 지속적으로 투여했을 때 ALT 수치를 정상화시키고 바이러스 DNA의 농도를 낮추며 간 조직의 염증과 섬유화 수치를 지속적으로 개선해 주는 것으로 나타났다. 헵세라 내성(유전자적) 발현 빈도는 1, 2, 3, 4, 5년 치료 후 각각 0퍼센트, 3퍼센트, 11퍼센트, 18퍼센트, 29퍼센트이다. e 항원 양성 반응자 치료 때와 마찬가지로, 헵세라 내성은 라미부딘으로 치료할 수 있다. 또 다른 연구 조사 발표에 의하면, 헵세라와 라미부딘을 병합 투여할 경우 변종 바이러스의 출현은 예방된다.

헵세라 내성
라미부딘과는 대조적으로 헵세라 내성 발현 빈도는 낮은 편이다. e 항원이 음성인 간염 환자를 치료했을 때 헵세라의 유전자적 내성과 임상적 내성이 생길 확률은 도표와 같다. 이와 같이, 5년 치료 후 29퍼센트에 달하는 환자에게 바이러스 유전자의 돌연변이 현상이 나타났다. 그러나 바이러스 DNA 수치가 다시 상승하고 ALT 수치가 비정상으로 올라가는 현상, 즉 임상적 내성의 현상은 11퍼센트의 복용자에게만 나타났다.

헵세라 내성은 라미부딘으로 치료할 수 있다. 또한 2006년과 2007년 미국에서 발표된 연구 조사 발표에 의하면, e 항원 음성자에게 헵세라와 라미부딘을 5년간 병용 투여한 결과 헵세라 내성은 전혀 생기지 않았다. 즉, 헵세라만을 단일 요법으로 치료했을 경우 30퍼센트의 내성 확률이 0퍼센트로 떨어진 셈이다. 즉, 서로 간에 교차 내성이 없는 항바이러스제를 병용했을 경우 변종 바이러스의 출현이 예방된다. 라미부딘 외에도 타이제카나 바라클루드 같은 뉴클레오시드 항바이러스제는 헵세라 내성 치료에 좋은 효과를 보일 수 있으리라 예상한다.

__바라클루드

헵세라에 이어 미국에서는 2005년 3월부터 바라클루드가 시판되기 시작했으며, 2006년 10월에는 타이제카가, 그리고 2008년 8월에는 비리아드가 FDA의 승인을 받았다. 이로써 경구용 만성 B형 간염 치료제는 기존의 라미부딘과 헵세라 외에 세 가지가 더 추가되어 치료제 선택의 폭이 과거보다 한층 넓어졌다.

치료 대상

바라클루드 역시 라미부딘과 같은 뉴클레오시드 항바이러스제로 바이러스 증식을 강력하게 억제한다. 라미부딘과 비교해 볼 때, 바라클루드는 보다

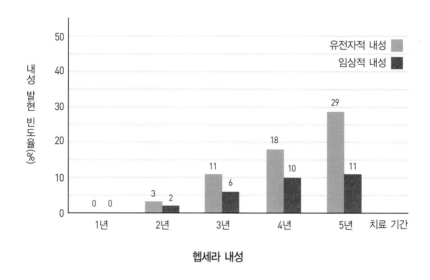

헵세라 내성

효과적으로 바이러스 DNA의 증식을 막고 간의 염증과 손상을 방지하는 것으로 나타났다. 현재 추천된 바라클루드의 용량은 0.5밀리그램으로 1일 1회 복용한다. 그러나 과거에 라미부딘 복용으로 YMDD 돌연변이가 생긴 환자의 경우를 비롯해 필요에 따라서는 1.0밀리그램으로 올려 복용할 수도 있다.

치료 효과

e 항원이 양성인 환자 최근 발표에 의하면, e 항원 양성 간염 환자가 바라클루드를 1년간 복용했을 때, 혈중 바이러스 DNA 수치를 300copies/ml 이하(거의 검출되지 않는 상태)로 떨어뜨리는 빈도(바이러스 DNA 반응률)는 53퍼센트다. 바라클루드를 지속적으로 복용할 경우, 바이러스 DNA 반

응률은 2, 3, 4년 후 각각 83, 89, 91퍼센트로 상승했다. 비정상적인 ALT 수치를 정상화시킨 빈도(ALT 반응률)는 1, 2, 3, 4년 치료 후 각각 65, 78, 77, 86퍼센트로 올라갔다. 또한 e 항원의 혈청 전환율은 21퍼센트, 2년 복용 후 31퍼센트로 증가했다. 2년 치료 후 아직 e 항원을 보유하고 있는 환자들만을 2년 추가 치료했을 때(즉, 4년 후), e 항원 혈청 전환율은 16퍼센트가 더 추가 상승되는 현상을 보였다. 이와 함께 간 조직 또한 호전되는 것으로 나타났다. 치료 후 지속 반응률도 비교적 높은 편이다. 1년 치료 후 6개월간 추적 관찰한 결과, e 항원을 소실한 환자의 82퍼센트가 이를 지속적으로 유지했다.

e 항원이 음성인 환자 e 항원 음성 환자들도 바라클루드에 좋은 반응을 보인다. 바이러스 DNA 반응률은 1년 치료 후 90퍼센트로 바이러스가 거의 검출되지 않았으며, ALT 반응률은 78퍼센트, 간 조직의 개선 또한 70퍼센트의 환자에게서 보였다. 2년 치료 후 바이러스 DNA 반응률은 94퍼센트로 상승했다.

또 한 가지 흥미로운 조사 결과는 바라클루드를 2년간 복용했을 때 표면 항원이 소실된 경우가 5퍼센트, 혈청 전환은 2퍼센트였다는 점이다. 일반적으로 바라클루드는 바이러스 억제 기능이 강력하고 내성 발현이 적어 단일 요법으로 사용할 수 있다. 그러나 바라클루드 복용 전에 한 가지 유의할 점은 과거에 라미부딘이나 뉴클레오시드 항바이러스제를 사용한 적이 없는지 확인해야 한다. 라미부딘을 복용한 적이 있다면 YMDD 돌연변이의 유무 상태를 확인하기를 권한다. 이런 경우 유전자 검사에서 내성이 발견되지 않더라도 바라클루드의 용량은 1일 1회 1밀리그램도 좋으리라 본다.

바라클루드 내성

이제까지 총 5년 동안의 치료 경험에서 볼 때, 바라클루드 내성은 주로 라미부딘 내성이 나타난 환자들에게서 발견되었다. 라미부딘 내성을 가진 환자들을 바라클루드로 5년간 치료했을 때 바라클루드 내성 발현율은 51퍼센트로 매우 높다. 그러므로 과거에 라미부딘이나 뉴클레오시드 항바이러스제를 복용했던 환자는 바라클루드 복용 전에 바이러스 유전자 내성 검사를 권장한다. 반면, 아무런 항바이러스제도 복용하지 않은 환자들을 5년까지 치료했을 때 내성 발현율은 1퍼센트로 거의 없는 편이다. 바라클루드의 강력한 바이러스 생성 억제력과 낮은 내성 발현율은 매우 고무적이다.

__타이제카

2006년 10월 미국 FDA의 승인을 받고 시판되기 시작한 타이제카는 라미부딘, 바라클루드와 같은 뉴클레오시드 유사체로 B형 간염 바이러스의 생성을 억제한다. e 항원 양성 환자와 e 항원 음성 환자를 대상으로 2년 동안 타이제카(600밀리그램 1일 1회)로 각기 치료해 본 결과 이들의 바이러스 증식이 억제되었다는 연구 결과가 최근에 발표된 바 있다. 어느 연구 조사에 의하면, 2년간 타이제카를 복용한 458명의 e 항원 양성 환자 가운데 56퍼센트가 바이러스 DNA 반응률을 보였으며 30퍼센트는 e 항원의 혈청 전환이 이루어졌다. 또한 2년간 타이제카를 복용한 e 항원 음성 환자 중 82퍼센트의 바이러스 DNA 반응률을 보였다. 타이제카는 바이러스의 복제를 억제하는 데 라미부딘과 헵세라보다 좀 더 강력한 효과를 보이지만, 높은 내성 발현 빈도 때문에 단일 요법으로는 권장하지 않는 편이다.

타이제카 연구에서 관찰된 한 가지 흥미로운 점은 항바이러스 복용 후 바이러스 DNA 감소가 빠르면 빠를수록 항바이러스제의 기능이 오래 지속될 수 있으며 내성 발현율도 줄어든다는 것이다. 즉, 약 투여 시 항바이러스 기능이 빠르면 빠를수록 약제의 효력이 높아질 수 있다는 말이다. 그러므로 빠른 시일 내에 강력하게 바이러스 증식을 억제할 수 있는 항바이러스제야말로 간염 치료에 더 효과적일 수 있다는 결론이 나온다. 이와 비슷한 조사 결과는 바라클루드와 라미부딘 복용에서도 나타난 바 있다. 타이제카 복용의 가장 큰 부작용 중 하나는 근 질환으로, 근육의 통증이나 무력감을 가져다줄 수 있다. 그러므로 근육계 질환이나 통증이 있을 경우에는 전문의와의 세심한 상담을 토대로 복용 문제를 심사숙고해야 한다.

타이제카 내성

타이제카의 바이러스 억제 기능은 비교적 탁월한 반면, 장기간 복용했을 때 생길 수 있는 내성 문제는 심각하다. 한 예로, e 항원 양성 환자가 타이제카를 2년간 복용했을 때, 복용한 환자들 가운데 18~21퍼센트가량에서 약제에 내성이 생긴다는 연구 조사가 발표된 바 있다. 앞서 언급했듯이 타이제카는 라미부딘과 바라클루드 같은 뉴클레오시드 유사체다. 따라서 라미부딘이나 바라클루드와의 교차 내성이 발생할 수 있다. 그러나 라미부딘과 마찬가지로, 헵세라와 같은 뉴클레오티드 유사체 항바이러스제에 내성이 생겼을 때 그 효과를 발휘할 것으로 예상된다. 아직은 타이제카 내성에 대한 연구 자료가 양적으로 부족한 형편이므로 앞으로 연구 결과들의 추이를 더 지켜보아야 할 것이다.

__비리아드

치료 대상

비리아드(테노포비어)는 2001년부터 HIV 질환 치료제로 미국 FDA의 승인을 받은 뉴클레오티드 항바이러스제로, B형 간염 바이러스 증식을 억제하는 데 탁월한 효과를 보인다. 2008년 8월에야 비로소 B형 간염 치료제로 FDA의 승인을 받았지만 2005년부터 여러 병원에서 B형 간염 치료제로 활용되어 온 약제다. 바이러스 억제 기능이 강력하여 바이러스 증식도가 높은 간염 환자들에게 좋은 치료의 선택이 된다. 단일 요법으로도 사용될 수 있으며, 특히 라미부딘 내성 환자에게 병합 요법으로 사용될 수도 있다.

치료 효과: 헵세라보더 훨씬 더 강력한 항바이러스제

e 항원이 양성인 환자 2008년 4월 유럽 간 학회에서 발표된 조사에 의하면 바이러스 증식도가 높은(100만 copies/ml 이상) 266명의 e 항원 양성 감염 환자들을 두 군으로 나누어 176명에게는 비리아드 300밀리그램을, 나머지 90명에게는 헵세라 10밀리그램을 48주간 투여한 결과 비리아드군의 바이러스 DNA 반응률(400copies/ml)은 76퍼센트, 헵세라군의 바이러스 DNA 반응률은 13퍼센트였다. 비리아드를 72주간 지속적으로 복용했을 경우 바이러스 DNA 반응률은 79퍼센트로 상승했다. ALT 반응률(ALT 정상화율)에서도 비리아드는 우수한 효과를 보였다(69퍼센트 대 54퍼센트). 반면에

e 항원 혈청 전환은 비리아드 치료군은 21퍼센트, 헵세라군은 18퍼센트로 별 차이를 보이지 않았다. 48주 치료 후 조직 검사에서도 비리아드를 복용한 환자 중 70퍼센트에서 조직 개선이 나타났다. 이렇게 비리아드는 헵세라보다 훨씬 더 강력한 항바이러스 작용을 한다. 또한 48주간 헵세라를 복용한 환자들에게 헵세라를 중단하고 비리아드를 복용하게 한 다음 조사한 결과 바이러스 DNA 반응률은 13퍼센트에서 76퍼센트로 놀라운 상승세를 보였다.

e 항원이 음성인 환자 바이러스 증식이 높은(10만 copies/ml 이상) 375명의 e 항원 음성자를 두 군으로 나누어 250명은 비리아드 300밀리그램(1일 1회)을, 125명은 헵세라 10밀리그램(1일 1회)을 48주간 투여한 결과 비리아드군의 바이러스 DNA 반응률(400copies/ml)은 93퍼센트, 헵세라군의 바이러스 DNA 반응률은 63퍼센트였다. ALT 반응률에서도 비리아드는 우수한 효과를 보였다(77퍼센트). 48주 치료 후의 조직 검사에서도 비리아드를 복용한 환자 중 70퍼센트에서 조직 개선이 나타났다. 또한 48주간 헵세라를 복용한 환자들에게 헵세라를 중단하고 비리아드를 복용하게 한 다음 조사한 결과 바이러스 DNA 반응률은 63퍼센트에서 88퍼센트로 역시 상승세를 보였다. 즉, e 항원 음성 환자에게서도 e 항원 양성 환자와 마찬가지로 비리아드는 헵세라보다 더욱 강력한 바이러스 억제 기능을 보였다.

한 가지 주목할 사실은 비리아드를 48주간 복용한 환자에게서는 표면 항원이 3퍼센트에서 소실되었으며 64주에는 5퍼센트로 증가하였고 표면 항원 혈청 전환율은 2퍼센트로 나타났다. 신 기능에 아무 이상이 없었으며 내성 발현도 없었다. HIV 질환 치료제로 벌써 7년 이상 사용해 오면서 안정성을 검증받았을 뿐 아니라 비리아드의 강한 항바이러스 억제 기능은 매우 희망적이다. 또한 비리아드는 뉴클레오시드 유사체인 라미부딘, 타이제카, 바라클루드에 내성이 생길 때 병용 요법으로 더해질 수 있는 좋은 치료제가 될 수 있다. 장기간에 걸친 효력과 효력의 지속성 정도, 그리고 내성 발현 빈도율에 대한 정보가 요망된다.

비리아드 내성

아무런 항바이러스제도 복용하지 않은 환자들을 3년까지 치료했을 때에는 내성 발현율이 나타나지 않았다. 비리아드의 강력한 바이러스 생성 억제력과 내성 발현율에 대한 조사 결과는 매우 고무적이다.

__레보비르(클레부딘)

레보비르는 뉴클레오시드 유사체 항바이러스제로 한국에서는 2006년 11월부터 시판되었다. e 항원 양성자와 음성인 환자에게서 모두 비교적 탁월한 바이러스 억제 기능을 보인다. 라미부딘과 비교해 항바이러스 기능은 강력한 반면 내성은 매우 적은 편이다. 그러나 장기 복용에 대한 결과가 적은 편이며 심각한 근무력 부작용으로 근육 효소치 상승과 심한 근력 저하가 발생할 수 있다. 현재 미국에서는 시판되고 있지 않으며, 설사 시판된다 하더라도 이러한 부작용 때문에 사용도는 적으리라 생각된다.

e 항원 음성 환자 치료의 한계점

e 항원이 음성인 환자의 경우, B형 간염은 장기 치료를 필요로 할 수 있다. 항바이러스제를 복용하면, 바이러스 DNA 수치도 떨어지고, 높았던 ALT 수치 또한 정상화될 수 있다. 그러나 약을 중단하면 바이러스의 증식은 다시 활성화되며 ALT 수치가 상승하는 경우가 대부분이다. 호전되고 있던 간 조직은 다시 악화될 것이고, 급기야는 재발작 급성 간염으로 심각한 문제를 일으킬 수 있다. 치료 전의 간 상태가 나쁘면 나쁠수록, 약을 도중에 중단하여 생기는 심각한 악화 현상이 일어날 확률은 높아진다. 그러므로 환자의 상태가 심각할 경우, 약을 복용하기 시작하면 도중에 중단하기 어렵다. 비교적 경미한 상태라면 2~5년 정도 약을 복용한 후 중단해 볼 수도 있다는 견해가 있기는 하지만, 이러한 견해를 뒷받침해 주는 확실한 근거는 아직 없다. 그러므로 e 항원 음성 환자로서 치료가 필요할 경우 지속적인 치료에 대해서는 주치의의 현명한 판단에 맡길 수밖에 없다.

신약 개발 – B형 간염 치료에 희망을

B형 간염 치료에서 가장 큰 희망은 역시 신약 개발이다. 현실적으로 볼 때 내성이 없고 바이러스 억제 기능이 강력한 항바이러스제의 개발이 절실하다. 현재 사용되고 있는 항바이러스제는 B형 간염 바이러스를 완전히 박멸시킬 수는 없으나 바이러스 증식 과정에 필요한 효소 폴리머레이즈를 차단하여 바이러스의 복제를 방지하는 탁월한 기능을 가지고 있다. 그러나 바이러스 복제는 폴리머레이즈뿐만 아니라 바이러스의 생활 주기에 관계된 모든 과정에 의존한다. 그러므로 장래 신약 개발은 숙주*host* 세포에 별 악

영향을 미치지 않고 바이러스의 생활 주기에 관계된 과정 하나하나를 박멸하고 차단할 수 있는 방법을 모색해야 할 것이다.

__B형 간염 치료의 병합 요법

34세의 이씨는 중학교 다닐 때 처음 자신이 B형 간염 바이러스 보균자라는 사실을 알게 되었다. 20대 초반에는 ALT 수치가 300까지 오른 적이 자주 있었고 그 후로 정기적으로 병원에 드나들기 시작했다. 약 5년 전에 필자의 클리닉을 찾은 이씨는 활동성 간염을 이미 오랫동안 앓고 있었다. 바이러스 DNA의 농도는 10억 copies/ml로 매우 높았고, e 항원은 양성이며 ALT 수치도 140으로 비정상이었다. 별 증세를 못 느낀다는 이씨를 설득해서 치료에 임하기까지는 적지 않은 시간이 걸렸다. 그러나 현재 활동성 간염을 앓고 있는 이씨가 치료를 받지 않는다면, 간염은 지속적으로 진행될뿐더러 이로 인한 간 손상을 피할 길이 없다. 헵세라 10밀리그램을 하루에 한 알씩 복용하기 시작한 이씨는 6개월이 지나면서 ALT 수치가 60 아래로 떨어졌으며, DNA 농도도 500만 copies/ml로 줄어들었다. 그 후 9개월간 헵세라를 복용했는데, 그 결과, ALT 수치는 40으로 정상이 되었지만, DNA의 농도는 100만 copies/ml 이하로 줄어들지 않았다. 즉, 1년 3개월간 헵세라를 복용했지만, 바이러스 DNA의 농도가 100만 이하로는 떨어지지 않았던 것이다. 여기서 이씨에게 라미부딘을 처방하여(100밀리그램 1일 1알) 복용하게 했다. 다시 말해, 헵세라와 라미부딘을 병행하기 시작했다. 그 후 6개월이 지나 DNA 농도를 검사해 보니 1천 copies/ml로 떨어졌다.

B형 간염을 전문으로 치료하는 필자의 클리닉에서는 이와 비슷한 사례를 많이 찾아볼 수 있다. 다른 항바이러스제와 비교할 때, 헵세라의 바이러스 억제 기능은 비교적 느린 반면 내성 발현율은 낮아 아직 사용 빈도가 높은 편이다. 그러나 이씨와 같이 바이러스의 증식도가 너무 높아 DNA 농도가 억 단위 이상일 경우, 헵세라만 가지고는 바이러스 증식이 충분히 억제되지 않을 수 있다. 이럴 때에는 헵세라를 비리아드나 바라클루드 같은 강력한 항바이러스제로 바꾸거나 뉴클레오시드 계통의 항바이러스제를 추가하여 헵세라와 병용할 수 있다. 이씨의 경우에는 라미부딘을 추가했지만, 의사의 판단에 따라 타이제카나 바라클루드를 추가할 수도 있다. 이렇게 복합적으로 항바이러스제를 사용하는 데는 두 가지 장점이 있다. 바이러스의 증식을 보다 강력하게 억제할 수 있고, 약제의 내성을 방지할 수 있다. 이씨의 경우 라미부딘이 추가됨으로써 헵세라 내성을 방지하며, 헵세라는 라미부딘 내성을 방지한다. 따라서 장기간 치료할 때, 병합 요법은 약으로 인한 변종 바이러스의 출현을 방지할 수 있는 장점이 있다. 아직 병합 요법이 단일 요법보다 바이러스 억제 기능에 있어 우세한지는 밝혀지지 않았지만, 내성 발현 빈도를 줄이는 데는 더 효과적인 것으로 이해되고 있는 실정이다.

때에 따라서는 치료 초기부터 병합 요법을 시행할 수도 있다. 단일 요법으로 시작한 후 시일이 지난 다음 또 하나의 약을 추가하는 방법보다는 치료 초기부터 병합 요법으로 치료하는 것이 내성 발현율을 줄이는 데 더욱 효과적으로 알려졌다. B형 간염 치료는 장기적으로 이루어져야 하기 때문에 내성 발현율이 낮으면 낮을수록 치료 효과를 더욱 올릴 수 있다.

항바이러스제의 내성 문제로 가장 큰 타격을 받을 수 있는 이들은 간 상태가 좋지 않은 비대상성 간 경화 환자들이다. 이러한 환자들이 약을 복용하던 중 내성이 생기면 더러 급성 간염 증세를 일으켜 위험할 수 있기 때문에, 치료 초기부터 병합 치료를 시작하여 내성 발현 가능성을 예방하는 것이 좋다. 그러므로 간 경화 환자가 라미부딘을 복용하던 중에 내성이 생기면, 라미부딘을 중단하지 말고 헵세라를 더해 병합 요법으로 치료하는 것이 이상적일 수 있다.

이렇게 병합 치료는 한 가지의 특정 항바이러스 치료에서 생길 수 있는 약제 내성 부작용, 즉 변종 바이러스의 출현 문제를 용이하게 풀어 줄 수 있다. 이렇게 앞으로의 B형 바이러스 간염 치료는 확실히 바이러스를 박멸시킬 수 있는 약제가 나타날 때까지 현재 에이즈 치료 방법에서 사용하는 병합 치료 방법을 따라가는 경향을 보일 것 같다. 과연 병합 치료가 단독 치료 요법보다 내성 발현 빈도가 낮고 훨씬 월등한 치료 효과를 나타낼 수 있는지는 이후 더 많은 임상 연구 조사를 통해 밝혀지리라 예상된다.

__B형 간염의 예방 치료

현재 사용되고 있는 항바이러스제는 결국 바이러스의 생성을 억제하여 더이상 간에 손상이 가지 않도록 방지하는 것을 목적으로 한다. 그러므로 바이러스가 간에 손상을 가하는 결정적인 시기를 예측할 수만 있다면, 필요에 따라 그 시기에 예방적으로 치료하여 간에 가해질 수 있는 손상을 미리 방지할 수 있다. 기억하자. 바이러스가 존재하는 한 간에서는 언제나 질환의 호전과 악화가 반복될 수 있다는 사실을. 다시 말해, 보균자의 몸 상태에 따라 바이러스는 언제든지 그 자체의 유동적 성향을 발휘할 수 있다는 말이다.

항바이러스 치료제는 B형 간염 바이러스 보균자에 한해 현재 활동성 간염은 없더라도 장래 간염의 활성화를 막기 위한 예방 목적으로 사용할 수 있다. 바이러스 증식도가 높은 보균자들뿐만 아니라 비증식기 상태의 보균자들도 장기간 관찰해 보면, 대개는 별문제 없이 건강한 생활을 유지하지만, 더러 간에 심각한 문제가 발생하는 경우가 있다. 간염은 보균자의 건강 상태에 따라, 그리고 B형 간염 외에 다른 질환의 치료 상황에 따라 활성화될 수 있다. 다음으로 이러한 간염 예방 치료를 고려할 수 있는 세 가지 임상적 상황을 정리해 보았다.

간 이식 환자

B형 간염으로 생긴 간 부전을 비롯한 여러 문제를 해결하기 위해 간 이식 수술을 앞둔 환자는 수술 전후로 예방 치료에 적극적으로 임해야 한다. 항바이러스제는 간 이식을 받기 전에 바이러스의 증식을 최대한 억제함으로써 간의 상태를 호전시킬 수 있다. 그리고 B형 간염 바이러스 면역 글로불린과 함께 사용하여 간 이식 후에도 재발할 수 있는 B형 간염을 미연에 방지할 수 있다. B형 간염으로 인해 간 이식을 받은 환자들의 대부분은 B형 간염이 재발하기 쉽다. 이 경우 과거에는 라미부딘만으로 치료했지만, 라미부딘의 내성 발생이라는 또 다른 문제에 부딪히게 되었다. 심지어는 간 이식을 기다리는 중에 라미부딘 내성으로 간 상태가 악화되는 경우도 있었다. 헵세라와의 병합 요법 혹은 더 강력한 비리아드나 바라클루드는 이러한 내성 문제를 용이하게 풀어 줄 수 있다. 라미부딘 내성이 생긴 다음 치료

하기보다는 아예 처음부터 라미부딘과 헵세라를 병합하는 방법으로 서로의 내성 문제를 방지하고 바이러스의 증식을 억제하는 것이다. 이 방법은 장기간 치료가 필요한 간 이식 환자에게는 너무나 유익한 치료 요법이 아닐 수 없다.

항암 치료를 받을 때

62세 되는 김씨는 B형 바이러스 간염 보균자로 평생을 별 탈 없이 살아오다 6개월 전에 임파선암을 진단받았다. 김씨의 바이러스 상태는 비증식기 비활동성으로 바이러스가 피 검사에서 나타나지 않을 정도였고, 간 기능 수치 또한 정상이었다. 여섯 번에 걸쳐 항암 치료를 잘 끝내고 혈액 검사를 해보니 간 기능 수치(ALT)가 400으로 상승되어 있었다. 일주일 후에는 ALT와 AST 수치가 각각 2000, 1960으로 올라갔고 황달을 알리는 빌리루빈 수치는 10으로 상승했다. 간의 기능을 반영하는 알부민은 2.5로 떨어졌으며 PT INR는 1.7로 상승했다. B형 간염 바이러스 DNA 증식을 알아본 결과 2천만 copies/ml이었다.

위의 예는 항암 치료로 인해 면역 기능이 저하됨에 따라 바이러스가 재활성화된 것이다. 면역 상태를 억제시키는 약들은 언제든지 B형 간염 바이러스의 증식도를 높이고 활동성 간염을 유발할 수 있다. 한 예로, 바이러스 보균자에게 혈액암이나 임파종 치료를 위해 항암 요법을 시행하면 B형 간염이 발병할 수 있다. 낮았던 DNA 수치가 상승하는 것은 물론 ALT 수치가 증가하여 합병증으로 심한 경우 사망할 수도 있다. 바이러스 보균자가 아니더라도 과거에 B형 간염 바이러스 감염 병력이 있는 사람들은 항암 화학 요법이나 면역 억제제를 투여하면 B형 간염이 활성화될 수 있다. 이것은 잠재 감염 때문일 수도 있다. 즉, 표면 항원은 없지만, 소량의 바이러스가 간 조직에 남아 있어 면역 상태가 나빠지면 바이러스가 다시 활성화되어 증식도가 높아지는 경우가 그러하다. 따라서 B형 간염 바이러스를 보유한 환자들 가운데 항암 치료나 면역 억제 치료를 앞둔 이들은 설령 건강 보균자 혹은 바이러스 비증식기 상태의 보균자라 하더라도 치료 전에 항바이러스제를 복용하기 시작한다. 그리고 모든 억제제와 항암 치료제 투여가 끝난 후에도 4~6개월간 지속적으로 항바이러스제를 투여할 것을 추천한다.

바이러스 증식도가 높은 임산부

B형 간염 바이러스 감염 경로 가운데 산모에게서 아이로 전파되는 수직 감염은 중대한 이슈가 아닐 수 없다. 바이러스 보유자의 절반 이상이 수직 감염으로 바이러스를 보유할 뿐만 아니라 대부분의 수직 감염자들은 바이러스를 평생 보유하게 되기 때문이다. 또한 수직 감염으로 바이러스를 만성 보유할 경우, 간 경변과 간암의 발생률 또한 다른 보균자에 비해 높다. 1980년 초부터 백신이 사용되기 시작한 후로 B형 간염을 예방할 수 있게 되었지만, 아직 수직 감염으로 전파되는 감염은 모두 방지할 수 없는 것이 현실이다.

임산부가 B형 간염 바이러스를 보유하고 있으면, 분만과 동시에 신생아에게 면역 글로불린과 B형 간염 1차 예방 주사를 투여하도록 되어 있다. 아무 조치를 취하지 않을 경우에 e 항원 양성인 산모에게서 태어난 아이는

90퍼센트 이상이 바이러스에 감염된다. 따라서 현재는 신생아가 출생하면 바로 면역 글로불린 주사 및 B형 간염 예방 접종을 시행하며, 이러한 조치로 90퍼센트 이상 감염을 차단하고 있다. 그러나 경우에 따라 이러한 조치를 취했음에도 불구하고 아이가 바이러스에 감염되어 바이러스 보균자가 되기도 한다. 물론 이런 경우는 산모의 B형 간염 바이러스의 증식도가 매우 높을 때(DNA 역가가 1억 copies/ml 이상) 발생한다. 이러한 수직 감염을 예방하기 위해 항바이러스제를 복용할 수 있다. 이제까지의 경험으로는 주로 라미부딘을 임신 3기 초에 복용하게 해왔으며 이로 인한 문제는 발생된 바 없다. 꼭 항바이러스제를 복용해야 한다면 임신 카테고리 B의 약제인 비리아드를 추천할 수 있다.

C형 간염

우리나라에서 태어나 성장한 사람들의 5퍼센트가 B형 간염 바이러스 보유
자이며, 이 중 많은 숫자가 만성 간 질환을 앓게 된다는 통계는 놀라운 사실
이다. 게다가 한국인의 〈술 문화〉는 간 질환을 더욱더 악화시키고 있는 실
정이다. 미국 역시 바이러스성 간염으로 빚어지는 간암 발생이 높은 증가
추세를 보이고 있다. 조사 결과에 따르면 미국에서만도 지난 20년 사이에
간암 발병률은 약 두 배 정도 증가한 것으로 나타났다. 불과 20년 사이에
이렇게 높은 증가율을 보인 간암은 현재 커다란 보건 문제로 대두되고 있
다. 이렇게까지 증가 일로에 있는 간암의 주원인은 무엇일까? 가장 큰 이유
는 B형, 그리고 C형 간염*hepatitis c* 바이러스로 인한 만성 바이러스성 간
염 질환 때문이라는 설이 확실하다.

만성 간 질환의 주요 원인에는 여러 가지(바이러스 감염, 비만, 대사 및 유
전성 요인, 알코올, 여러 종류의 약품)가 있지만, 이 중에서도 가장 큰 비중

을 차지하는 것은 간염 바이러스일 것이다. 현재 알려진 바에 의하면 간염 바이러스는 A, B, C, D, E형 외에도 여러 바이러스가 있다. A와 E형 바이러스는 급성 간염만 일으킬 뿐 만성 질환은 유발시키지 않지만 B, C, D형 바이러스는 급성 외에도 만성 간염을 일으켜 간 경화와 간암으로까지도 병을 전개시킬 수 있다.

B형과 C형 바이러스는 여러 만성 간 질환을 유발하는 주요인으로서, 한국과 미국뿐만 아니라 세계 각국에서 중대한 보건 문제로 대두되고 있다. 여기서 B형 바이러스의 경우에는 벌써 약 20년 전에 유효성 높고 안전한 백신이 개발되어 많은 사람들이 혜택을 받고 있다. 따라서 이로 인한 간 경변과 간암의 발병률은 시간이 갈수록 점차 줄어들 것으로 예상된다. 그러나 C형 간염 바이러스의 백신은 아직 개발되지 않은 상태다. 게다가 바이러스로 인한 만성 간 질환의 발병률도 B형 간염 바이러스보다 훨씬 높기 때문에 예방과 조기 진단에 치중해야 한다.

__C형 감염 바이러스란?

우리나라에서는 바이러스 간 질환 중 B형 간염이 가장 잘 알려져 있다. 한국인의 5퍼센트가 B형 간염 바이러스 보균자이며, 만성 감염으로 인한 합병증이 많이 발견되고 있기 때문이다. 반면 C형 바이러스에 대한 인식은 부족한 편이다. 하지만 최근 우리나라에서도 C형 바이러스성 간 질환 발병은 상승 추세다. 현재 만성 간염 환자의 10퍼센트 이상이 C형 간염 환자로 추측되고 있다.

세계적으로 2억 이상의 인구가 C형 간염 바이러스를 보유하고 있는 것으로 추정되고 있다. 미국의 경우, C형 간염은 발견되는 모든 만성 간 질환의 40퍼센트를 차지하는 주요 간 질환이다. 서양에서 증가하고 있는 간암의 주원인도 C형 간염 바이러스로 인한 간 경화로 보고되고 있다. 또한 미국 인구의 1.8퍼센트인 4백만 명에 달하는 인구가 C형 간염 바이러스 보균자이며, 이 중 15~35퍼센트의 바이러스 보유자들이 간 경화를 앓게 된다. 바이러스에 감염된 후 간 경화가 생기기까지는 대략 25~30년이 걸린다. 간 경화가 생겼을 때 간암이 발병할 확률은 매년 1~4퍼센트 정도로 알려져 있다. 또한 C형 간염은 간 이식 수술의 주원인 질환이기도 하다.

1989년에 확증된 C형 바이러스는 그전에는 주로 NANB(None A None B) 바이러스로 알려져 있었다. 과거에 수혈 병력이 있거나 IV 약물 남용(정맥 투여 마약 중독) 병력을 가지고 있는 사람들로서, 간 기능 수치가 비정상으로 나타나지만 A형과 B형 바이러스 및 뚜렷한 요인이 발견되지 않을 때에 NANB 바이러스라고 추측해 온 것이다. 그러던 것이 1989년 이후 C형 바이러스의 감염을 직접 확인할 수 있는 검사가 나왔다. 따라서 1990년 후로는 수혈을 통해서 C형 바이러스에 감염될 확률 역시 줄어들었다.

C형 간염 바이러스는 혈액, 정액, 질액 등을 통해 전염되며, 감염 후 바이러스 보균율과 합병증 유발 가능성은 B형보다 10배가량 높다. B형과 달리 C형 바이러스 감염자의 80퍼센트 이상이 만성 간염을 앓게 된다는 점에 주목할 필요가 있다. 뿐만 아니라 더욱 놀라운 것은 이 중 20퍼센트가량이 간 경화 및 간암으로까지 전개될 수 있다는 사실이다.

B형 바이러스와 마찬가지로 C형 바이러스 간염은 합병증이 나타나기까지 별다른 증세가 없다는 것이 특징이다. 마치 언제 터질지 모르는 시한폭탄

과 마찬가지다. C형 바이러스에 감염되었을 경우 3주 안에는 C형 간염 바이러스 유전자(HCV RNA)를 찾아볼 수 있으며, 3개월 안에는 항체가 성립된다. 급성 감염 시 약 30퍼센트에 달하는 환자만이 약간의 피로, 식욕 부진, 황달 등을 호소할 뿐 나머지 70퍼센트에서는 아무런 증세가 없다. 감염자 중 15퍼센트에서는 바이러스가 자연히 없어지지만 85퍼센트가량의 감염자는 바이러스를 계속 지니는 만성 보유자로 남게 된다. 만성 보균 시 혈액 검사(간 기능)로는 SGOT, SGPT 수치가 증가될 수도 있으나 많은 경우에는 극히 정상이다.

__C형 간염의 진단

C형 바이러스의 감염 여부를 알아보기 위한 가장 기초적인 검사로 항체 검사(HCV 항체)가 있다. C형 바이러스 항체는 B형 바이러스에 한 번 감염되었던 사람들에게서 찾아볼 수 있는 표면체 항체 같은 보호 항체와는 달리, 현재 C형 바이러스에 감염되어 있다는 사실만 알려 줄 뿐이다. 이 항체 테스트는 위음성 결과가 별로 없어 음성으로 결과가 나오면 바이러스가 없는 것으로 믿을 수 있지만, 양성 반응이 나왔을 때는 위양성이 비교적 많이 나타나기 때문에 재확인해 봐야 한다. 다시 말해 양성의 결과가 나온 경우에는 반드시 바이러스 유전자 검사 등의 테스트를 통해 감염 여부를 확정 지어야 한다. 즉, C형 간염 바이러스 RNA 측정 검사를 받아 보아야 한다. 간 기능 수치는 증가했는데 뚜렷한 요인이 발견되지 않았을 경우에도 감염 상태를 확인해 보는 것은 당연한 일이며 간 기능 수치가 정상이고 아무 증세가 없더라도 위험 요인(혈액 수혈 병력, IV 약물 남용 등)이 있을 경우

바이러스 감염 여부를 체크해 보는 것도 적합하다.

〈나는 간 기능 수치가 정상이니까 아무 염려 없겠지〉라는 생각은 위험한 결과를 초래할 수도 있다. 감염이 확인되었을 때는 바이러스에 의해 간에 얼마나, 그리고 어떠한 손상이 왔는지 검사해 보아야 한다. 이것은 여러 전문 혈액 검사, 간 조직 검사 및 영상 의학 진단(초음파, CT, MRI 등)으로 전문의와의 상담 아래 계획, 추진되는 것이 바람직하다. 치료에 앞서 감염 상태를 파악해야 하는 것은 물론, 완치 확률과 약으로 인해 생길 여러 부작용들을 저울질하는 조심스러운 임상적 판단이 요망된다.

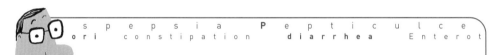

■ 수혈로 감염된 C형 간염 바이러스

김씨는 50세 된 주부로 1980년도에 수혈받은 것 외에는 아무 병력이 없지만, 최근 쉬 피로를 느껴 병원을 찾게 되었다. 혈액 검사에서 간 기능 검사인 ALT 수치가 250으로 상승되어 있었다. C형 간염 바이러스 항체는 양성 반응을 보였으며, 정밀 검사에서 C형 간염 바이러스 유전자 RNA의 역가는 매우 높았다. 김씨의 바이러스 유형은 비교적 치료가 수월한 2형으로 판정되었다. 페그인터페론과 리바비린 복합 치료를 6개월 동안 받은 김씨는 피로 증상이 없어졌고 5년이 지난 지금에도 바이러스는 더 이상 검출되지 않고 있다. 김씨와 같이 C형 간염 바이러스 검사가 실시되기 시작한 1990년 전에 수혈받은 사람들은 C형 간염 바이러스 감염 가능성이 있으므로 바이러스 선별 검사가 요망된다.

__진단과 치료

C형 간염 치료의 목적은 바이러스로 인한 간 손상을 방지하는 데 있다. 바이러스의 증식을 막음으로써 간의 염증을 안정시키고, 간 조직의 피해를 막아 간암 발병을 예방하는 것이다. 또한 C형 간염은 전염성 질환이기 때문에 감염된 환자를 치료하여 추가적인 감염을 방지하는 것도 중요하다. 치료 대상 환자는 C형 간염 바이러스로 인해 활동성 간염을 앓고 있거나, 간의 손상으로 인해 여러 증상을 가지고 있는 환자다. 신체검사나 환자가 보이는 증상 외에도 혈액 검사에 의한 ALT 수치나 혈중 바이러스 농도 등으로 간의 상태를 진단할 수 있지만 때에 따라서는 간 조직 검사가 필요할 수도 있다.

현재 시행되고 있는 대표적인 C형 간염 치료제로는 인터페론과 리바비린이 있다.

이것은 복합 치료법으로서, 인터페론 주사와 항바이러스 치료제인 리바비린 내복약을 같이 복용하는 방법이다. 미국의 경우 1998년에 미국 식품 의약국(FDA)의 승인을 받았으며 인터페론을 단독으로 사용했을 때보다 훨씬 높은 치료율을 보였다. 최근 들어서는 최신 약물 전달 체계의 발달로 주 3회 주사 치료를 해왔던 인터페론을 주 1회로 단축시킬 수 있게 되었다. 이것은 인터페론에다 페그라는 화학 물질을 연결하여 만들어 낸 것으로서, 페그인터페론이라 불리는데, 인터페론의 흡수와 배설이 느려져 오랜 시간 동안 체내에 머물 수 있다. 페그인터페론은 주사 횟수를 주 1회로 줄여 줬을 뿐 아니라 주사 후 체내의 약 농도를 종전의 인터페론보다 높고 일정하게 유지시켜 주어 인터페론의 치료 효과를 향상시켰다.

페그인터페론으로는 현재 로슈사의 페가시스(페그인터페론 알파-2a)와 쉐링 프라우사의 페그인트론(페그인터페론 알파-2b) 두 가지 상품이 시판되고 있으며, 일주일에 한 번 피하 주사로 180ug(페가시스의 경우)와 리바비린 400~500g 1일 2회 복용을 병용하게 되어 있다. 치료 기간은 바이러스 유전자 유형에 따라 다르며 C형 간염 바이러스 유전자 유형 1, 4형일 경우에는 48주, 2, 3형일 경우에는 24주 치료를 추천하고 있다.

__치료제의 효과와 부작용

물론 치료 기간과 그 반응 정도에는 환자의 간염/경화의 상태를 비롯해 전신 상태 외에도 여러 가지 요인이 작용한다. 이 중 가장 중요한 요인은 환자가 지니고 있는 바이러스의 유전자 유형으로, 여러 종류가 있지만 가장 많은 것은 1, 2, 3, 4형이다. 2형이나 3형은 1형보다 치료하기가 수월한 편이며 치료율도 높다. 보고된 여러 조사 결과에 의하면, 유전자 유형이 1형일 경우에는 1년 치료 후 치료율이 50퍼센트를 넘지 못하나 유전자 유형 2형일 경우 6개월간 치료 후 치료율이 80퍼센트가량으로 꽤 높은 편이다. 치료 효과 판정은 혈청 간염증 수치(ALT, AST), 혈청 HCV RNA 측정, 그리고 간 조직 검사 결과에 기준을 두며, 치료 후 2~3개월이 되어도 간 기능이 향상되지 않으면 치료 중단을 고려해 봐야 할 것이다.

치료 효과를 결정하는 두 번째 요소는 간 조직의 상태다. 간의 상태가 많이 나빠져 간 경변이나 섬유화가 있을 경우에는 약의 효과가 떨어지기 마련이다. 이외에도 환자의 연령, 감염 기간, 혈청 내 HCV RNA 농도, C형 간염 질환 외에 환자가 지니고 있는 다른 질환들(B형 간염, 면역 결핍증 등)은 약의 효력, 부작용은 물론 치료 후의 경과를 좌우할 수도 있다.

환자 상태가 약물 부작용으로 악화될 경우에도, 약의 양을 줄이거나 심한 때는 치료를 중단할 수 있다. 이 중에서도 특히, 리바비린의 부작용으로 생길 수 있는 용혈성 빈혈은 심각할 수 있다. 특히 환자에게 심장 질환이 있을 때는 빈혈로 인해 관상 동맥 질환이 악화될 수 있기 때문에 각별한 주의가 필요하다. 용혈성 빈혈이 심할 경우에는 리바비린의 용량을 줄일 수도 있지만, 약의 효과를 최대한으로 기대할 수 없으므로 때에 따라서는 에포에틴이라는 호르몬 주사를 사용하여 적혈구를 생성시킴으로써 치료 기간 중 빈혈을 방지할 수도 있다. 또한 인터페론으로 인한 자가 면역 질환이나 골수 기능의 저하로 백혈구 및 혈소판 수가 감소될 경우, 일단 인터페론의 용량을 줄여 치료해 볼 수 있다.

인터페론과 리바비린을 복용하면 각기 위험한 부작용이 따를 수 있기 때문에 경험이 풍부한 전문의와 상담하여 진료와 세심한 처방을 받고 정기적으로 그 경과를 지켜봐야 한다. 앞서 요약된 기존의 페그인터페론/리바비린 복합 치료 방법 외에도 현재 연구 개발되고 있는 새로운 치료제의 등장은 C형 간염을 앓는 많은 환자들에게는 물론 이들의 치료를 맡고 있는 의학계에도 커다란 희망을 안겨 주리라 기대된다.

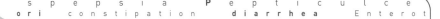
■ 어디 탁 듣는 특효약 없을까요? 절제는 최상의 약이다

약 문화가 발달(?)된 한국 사회는 약에 너무 쉽게 의존하려는 경향이 있다. 인구 비율로 따져 세계에서 항생제를 가장 많이 복용하는 나라 중 하나가 한국이라는 것은 무시할 수 없는 사실이다. 또한 항생제 내성이 국민 보건 문제의 커다란 이슈로 대두되는 것 또한 우리의 항생제 남용이 얼마나 심각한지 간접적으로 입증해 주고 있다. 단순한 감기에도 항생제를 복용하거나 심지어 주사를 맞아야만 나을 것 같고, 피로가 쌓이면 포도당 주사를 맞거나 한약이라도 한 첩 지어 먹어야 된다고 생각하는 것은 한국인들에게 너무나 익숙한 생활 문화인 것 같다. 그러나 자신의 건강 증진을 위해서는 건강한 식사 습관과 운동, 건전한 라이프 스타일, 정기 검진과 이에 따른 의사의 처방이 기본이자 최우선이다. 하지만 사람들은 이것을 망각하고 뭔가 특별한 비방만을 찾고 있는 듯하다. 쉬운 예로 당뇨와 고혈압 같은 만성 질환은 혈당과 혈압 조절만이 최선의 치료 방법이다. 그러나 얼마나 많은 사람들이 비방이나 특효약만을 찾아 헤매는지 모른다. 언론을 통해 별 규제 없이 나도는 약품 광고에 쉽게 현혹되는 것은, 아마 바쁜 삶과 스트레스에 시달리는 현대인들의 건강 문제에 대한 불안한 심리를 반영하는 듯도 하다. 민간요법이 횡행하는 한국 사회에서는 약의 쓰임이 다양하기 짝이 없다. 사람들은 여러 종류의 약품들을 너무 쉽게 구입한다. 약국에서 의사의 처방 없이는 받을 수 없는 약들을 약사의 배려(?) 아래 얻어 온 약이건, 옆에 누군가가 용하다는 한의사에게 가서 처방받아 온 약이건 간에 너무 무분별하게 구입하여 복용한다. 이런 약들을 먹으면 자신의 심신에 어떠한 해가 오지 않을까 한 번이라도 생각해 봤는지 궁금하다. 최근 병원을 찾은 환자 중 몇 명은 심한 피곤과 황달을 호소해 왔다. 자세한 상담과 검진을 거친 결과, 약으로 인한 간 손상이 원인이 되어 심한 간염과 황달 증세를 보이는 것으로 밝혀졌다. 심할 경우 이렇게 약물로 인한 간 손상은 10퍼센트의 사망률을 나타내기도 한다. 또 급성 간염을 유발하고 장기간 큰 해 없이 지나가는 경우가 있는 반면, 만성 간 질환으로 지속될 우려도 있다.

한 환자의 황달 원인

최근 한 젊은 여성이 병원으로 찾아왔다. 피곤함이 오래가더니 갑자기 황달이 와서 찾아왔다고 했다. 신체검사에서는 황달 이외에 아무 이상이 없었다. 간과 비장의 크기도 정상이고, 통증 또한 없었다. 다른 만성 간 질환의 표적도 발견되지 않았다. 혈액 검사를 해보니 간의 염증 상태를 알리는 간 기능 수치가 200 이상 상승되어 있었고, 황달을 입증하는 빌리루빈의 수치는 15였다. 무병력의 이 젊은 여성은 2주일 전 방광염이 있다고 약국에서 항생제를 받아 3일간 복용했는데, 과거에도 복용한 적이 있는 약이라고 했다. 그리고 한 달 전 몸을 보신하기 위해 한약을 2주일간 복용했다고 했다. 자세히 검진해 본 결과 약물로 인한 황달과 간염으로 판정되었고, 다행스럽게도 3개월에 걸친 휴식 후 회복되었다.

황달을 일으킬 수 있는 질환에는 여러 가지가 있지만, 그중에서 가장 중요한 것은 바이러스(A, B, C, D, E, G)성 간염, 비바이러스성 만성 질환, 췌장 및 담도계 질환(담석, 종양 등), 그리고 약물에 의한 간 손상을 들 수 있다. 기본적인 혈액 검사와 초음파 검사나 CT 단층 촬영으로 바이러스성 간염, 담석 및 종양 등의 질환은 쉽게 배제할 수 있다.

한약이나 양약을 장기간 복용한 후 간 효소 수치가 증가되는 일은 가끔 볼 수 있으며 더러는 황달이 생기는 경우도 있다. 그러므로 의사는 약을 처방하기에 앞서 약으로 인해 부작용이 나타날 가능성에 대비해 예비 상식을 환자들에게 알려 주어야 된다. 만약 위험성이 있는 약을 처방하게 되면 필요한 검사를 주기적으로 실시하여 부작용을 한시바삐 진단해야 한다.

의사들이 흔히 처방하는 콜레스테롤약, 결핵약(INH 등), 당뇨약, 스테로이드를 포함한 여러 호르몬제, 그리고 클로르프로마진과 같은 항정신병제 등은 간 효소 수치 증가 또는 황달을 유발할 수 있는 약품들로 알려져 있다. 이러한 사실은 한약에 포함되어 있는 여러 화학 물질의 경우에도 마찬가지다.

특히 한약으로 쓰이는 많은 물질들이 어떠한 것인지 화학적으로 규명되어 있지 않은 때, 약물로 인한 간의 손상이 생겼다 하더라도 어떤 물질에 의한 손상인지 판단하기가 어렵다. 정제되지 않은 상태에서 처방되는 약품에 들어 있는 불순물들이 일으키는 부작용도 고려해야 할 것이다. 특히 간, 신장 및 만성 질환을 앓고 있는 환자들은 어떠한 약물을 복용하든 약의 부작용에 늘 대비해야 한다. 환자들에게 가장 많이 받는 질문 중 하나는 〈지금 한약을 먹고 있는데 괜찮겠지요〉이다. 위에 언급한 대로, 문제는 그 한약에 함유된 화학 물질들의 정체일 것이다.

y s p e p s i a **P** e p t i c u l c e r
Pylori c o n s t i p a t i o n d i a r r h e a **E. Coli**
c **g a s t r i t i s** H e l i c o b

__약물로 인한 간 손상

약물로 인해 우리 몸에 손상이 왔을 때, 사람들은 아무 증세도 못 느끼고 지나칠 수 있다. 심할 때는 주로 권태, 피로, 무력, 메스꺼움, 식욕 부진, 약간의 미열 등을 느낀다. 하지만 위에 언급한 경우는 소수에 해당할 것이다. 약물이 어떻게 간에 손상을 가져다주는지는 약마다 각기 다를 수 있으며, 크게 나누어 세 가지로 분류해 볼 수 있다.

첫째는, 간 조직 세포 자체를 직접적으로 손상시켜 염증을 유발하고 간 효소 수치를 정상치의 10~500배 이상 증가시키는 것이다. 정도가 심할 경우, 황달은 물론 간 기능 저하 현상도 나타날 수 있으며 이에 따르는 사망률은 10퍼센트로 매우 위험할 수 있다.

둘째는, 담즙 분비 정지 상태를 유발하여 몸 안의 빌리루빈 수치를 증가시켜 황달을 일으키지만, 간 조직 세포 자체에는 별 영향을 미치지 않는 것이다. 따라서 이때 간 효소 수치에는 큰 변화가 없다.

셋째는, 위에 언급한 두 가지가 다 적용되는 것으로, 간 조직 자체와 담즙의 분비 과정을 손상시키고 방해하게 만드는 현상이다. 환자의 간 효소 수치, 빌리루빈, 알부민과 프로트롬빈 시간(PT) 등은 가까운 장래 간 건강의 예후를 알려 줄 수 있다.

간에 손상이 생겼을 때는 혈액 검사 외에도 환자의 증세와 정신 및 영양 상태를 확인하는 것이 매우 중요하다. 간의 상태가 조만간 회복되어 급성 질환으로 끝맺을지, 아니면 일종의 만성 간 질환으로 전개될지는 두고 보아야 할 일이지만, 간 전문의에게 지속적으로 진찰을 받아야 되며 상태가 호전되지 않을 때는 간 조직 검사를 하여 더 확실한 검진을 받을 수도 있다.

A형 간염

간염을 일으키는 주요 바이러스는 크게 나누어서 A, B, C, D, E 다섯 종류가 있다. 여기서 B, C, D형 바이러스는 급성 및 만성 간염을 일으켜 간 경화와 간암으로까지 병을 전개시킬 수 있는 반면, A와 E형 바이러스는 급성 간염만을 일으킬 뿐 만성 질환은 유발하지 않는다. 그러나 때에 따라서 급성 간염은 환자의 생명까지 위협할 정도로 심각할 수 있다. 통계에 따르면 세계적으로 매년 천4백만 건의 A형 간염이 발생하는 것으로 조사되고 있으나, 실제 건수는 이보다 훨씬 많으리라 추정된다.

__A형 간염이란?

A형 간염 바이러스*hepatitis A virus*는 급성 간염을 일으킬 뿐 만성 질환을 유발하지는 않는다. 그러다 보니 A형 바이러스 간염 예방에 대한 관심이 적으리라 생각된다. 그러나 A형 간염은 최근 한국에서 10대 청소년과

20대 젊은 층에서 급증하는 추세를 보이고 있다. 이로 인해 한국 전역에서 A형 바이러스 간염은 중대한 보건 문제로 대두되고 있다. 즉, A형 바이러스에 대한 재인식은 물론 A형 바이러스 간염 예방 주사의 필요성에 대한 문제도 제기된 것이다.

최근 A형 간염이 급증하는 이유는 바이러스 항체가 없는 사람이 많기 때문이다. 1980년대 이전까지만 해도 대부분의 청소년들은 A형 간염에 대한 면역 항체를 보유하였지만 지금은 10세 이하 소아의 경우 약 5퍼센트 이하만이 면역 항체 보유율을 보이고 있다. 즉, 열악한 환경에서 살았던 40대 이상 되는 한국인은 대부분 어린 시절 A형 간염을 감기처럼 가볍게 앓고 지나갔기 때문에 보호 항체를 가지고 있는 반면 지난 30년 동안 보건 위생 시설의 발전으로 소아기의 A형 간염 발생이 감소하였다.

__증상

A형 바이러스는 오염된 음식물 등을 통해 입으로 들어오는 경로가 가장 흔하다. 따라서 위생 관리가 잘되어 있지 않은 곳일수록 많이 발견된다. 증상은 바이러스에 감염된 지 대략 1개월 후에 나타나며 가벼운 감기 같은 증상(발열, 식욕 부진, 권태 등)에서부터 시작해 심할 때는 심한 복통과 설사 및 황달을 일으킬 수 있다. 심지어는 간성 뇌증 같은 간 기능 부전을 일으킬 수 있으며 때에 따라서는 간 이식까지 필요하다. A형 간염은 감염 시기에 따라 증상과 합병증의 정도가 다르다. 6세 이하 소아의 경우 급성 간염은 대부분 증상이 경미하여 자신이 감염되었는지 모르고 지나는 경우가 허다한 반면, 20세 이상 성인의 경우 심한 급성 간염으로 확산될 수 있다. 또한 면

역 결핍증이나 만성 질환을 앓고 있는 사람들은 물론 현재 간염이나 간 경화가 있는 경우 심각한 합병증이 생길 수 있다.

__진단

급성 A형 간염은 혈액 내에서 IgM 형태의 A형 간염 바이러스 항체를 검출함으로써 진단할 수 있다. 이와 관련된 간 기능 검사 ALT, AST와 빌리루빈 등의 증가 또한 쉽게 나타날 수 있다. IgM 항체는 급성 간염 시기에 증가되어 3개월 정도 지나면 없어지며 그 후에는 IgG 형태의 A형 간염 바이러스 항체가 생긴다.

__치료와 예방

아무 병력이 없는 20세의 박 군은 일주일간 메스꺼움 및 식욕 부진이 심한 몸살을 앓았다. 집 근처 내과 병원에 가서 감기약을 처방받고 이틀을 지냈지만 별 차도가 없고 오히려 발열 현상과 무기력증이 더 심해졌다. 소변 색깔이 옅은 콜라색으로 변하는 것을 보고 놀라서 병원을 찾은 박 군은 자신이 급성 간염 바이러스에 감염되었다는 사실을 알게 되었다. 간 기능 검사인 ALT 수치는 2300으로 상승해 있었고 황달을 알려 주는 빌리루빈 수치도 높이 증가했다. A형 간염은 오염된 물과 음식을 통해 전염되므로 2주 전 타지에서 박 군이 먹은 날 음식이 유력한 원인이 될 수 있었다. 아무튼 이틀간 입원 치료를 받고 퇴원한 박 군은 2주일간 집에서 쉬어 회복할 수 있었다.

박 군의 경우처럼, 급성 A형 간염에는 특별한 치료제가 없다. 대부분 자연 치료되는 질환이므로 충분한 영양 공급과 휴식을 겸한 대증 요법으로 치유

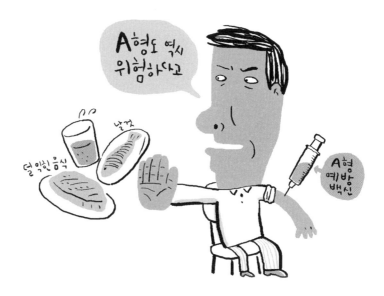

될 수 있다. 그러나 심한 식욕 부진이나 구토 증세가 지속되어 탈수 현상이 생기고 전격성 감염이 의심되면 입원 치료가 불가피하다. 이외에도 간 경변 등 만성 간 질환 환자나 면역력이 떨어진 사람들의 경우 각별한 주의가 필요하다.

예방으로는, 개인 위생과 백신 접종이 최선의 방법이다. A형 간염 바이러스는 경구 감염을 통해 전염되므로 철저한 개인 위생의 유지와 대변 및 하수 처리 같은 공중 위생의 개선이 필수적이다. 즉, 물을 끓여 마시고, 익히지 않은 날 음식 섭취를 삼가며, 식사 전이나 화장실에 다녀온 뒤 반드시 손을 씻는 등 개인 위생을 철저히 해야 한다. 거리에서 파는 날 음식과, 조금이라도 상한 음식, 오래된 어패류는 섭취하지 않는 게 안전하다.

현재 A형 간염 바이러스 예방을 위한 백신이 개발된 지 오래되었지만 한국이나 미국 모두 국가 필수 예방 접종 목록에 속하지 않기 때문에 예방 접종은 개별적으로 받고 있는 실정이다.

정부의 승인을 받은 A형 간염 바이러스 예방 백신은 하브릭스와 박타 및 여러 가지가 있다. 예방 접종 대상은 만 1세 이상으로, 6개월 간격을 두고 2차 접종을 하는데, 1차 접종을 받고 2~3주 정도가 지나면 95퍼센트 이상 항체가 생겨 효력이 나타날 수 있다. 접종 후 항체 검사는 일반적으로 필요 없다. 그러나 과거 감염이나 예방 접종에 대한 의문이 있으면 간단한 혈액 검사로 항체 생성 유무를 알아볼 수 있다.

특히 혈우병, 만성 간 질환을 가진 사람, B형 간염 보균자, C형 간염 보균자, 그리고 A형 간염 환자와 접촉하는 사람들 및 위험 요인이 있으면 A형 간염 예방 접종을 받아야 한다.

A형 간염 예방 접종은 아직 임의 접종이긴 하지만 현재 특별한 위험 요인이 없는 일반인에게도 예방 접종을 추천하는 것이 좋을 것이라고 생각한다.

__여행 전 A형 간염 백신을

A형 간염 바이러스 질환은 지방 유행성 질환이기 때문에, 위생 시설이 낙후된 후진국이나 바이러스가 많이 발생되는 지방으로 갈 때는 예방 접종을 받기를 권한다. 특히 멕시코, 남아메리카, 태국, 아프리카 등을 여행할 때는 각별한 주의가 필요하다.

위에서 언급한 바와 같이, 1980년도 전에 한국에서 태어나 성장한 사람들 중에는 A형 간염을 자신도 모르게 앓고 지나간 사람들이 많다. 이런 때는 A형 바이러스에 대한 보호 항체가 만들어져 있으며, 나중에 바이러스와 접하더라도 재감염될 우려가 없다. 그러나 1980년도 후에 태어난 사람들의 대부분은 A형 간염을 앓은 흔적이 없으므로 보호 항체가 없고, 따라서 면역이 되어 있지 않다.

2차 접종까지 받고 떠나려면 여행 가기 6개월 전에 1차 백신을 접종받아야 한다는 말이 된다. 그러나 미리 접종할 시간이 없을 경우에는, 위험 지역으로 떠나기 하루 전이라도 백신을 접종하는 것이 좋다. 백신의 효력은 10년 이상으로 보고 있다. 면역 상태가 정상일 경우, 재접종은 추천하고 있지 않다.

__A형 간염 예방법

1 손을 항상 깨끗이 씻는다.

2 위험한 지역에서는 물을 끓여 마신다.

3 음식은 익혀 먹는다.

4 간염 발생이 많은 지역에 여행할 때는 예방 접종을 받는다.

5 B형, C형 간염 바이러스 보균자들과 간 경변 환자들은 예방 접종을 받는다.

간암

간 자체 안에서 발생하는 원발성 간암*hepatocellular carcinoma*은 간세포 암과 담관암으로 분류될 수 있다. 이 중 간세포암은 간암의 90퍼센트 이상을 차지한다. 신체의 다른 부위에서 암이 발생하여 간으로 전이되는 간암을 전이성 간암이라고 한다. 대장암 4기 환자가 간에 암이 전이되었을 경우를 한 예로 들 수 있다. 다음에서 설명하는 간암은 원발성 간세포암으로, 이에 대한 여러 의료 정보를 수록했다.

간암은 현재 세계적인 건강 문제로 대두되고 있다. 매년 70만 명 이상에게서 간암이 발생하고 있는 실정이다. 세계적으로는 다섯 번째로, 그리고 한국에서는 세 번째로 많이 발생하는 암 질환으로, 암 사망률에서도 3위를 차지한다. 간암은 생존율이 낮아 예후가 비교적 나쁘지만 다른 암종에 비해 예방할 수 있는 원인 및 위험 요인들을 가지고 있다.

역학

역학적인 조사에 의하면 간암은 지리적, 인종적 차이를 많이 보이고 있으며, 특히 지난 20~30년 동안에는 많은 시기적 변동을 가져다주었다. 모든 간암의 80퍼센트는 아시아와 서브사하라아프리카 지역에서 발생하고 있으며, 중국에서 발생하는 간암은 세계 간암 전체의 절반을 차지할 정도다. 한국의 간암 발병률은 현재 세계 제1위를 다투고 있다고 해도 과언이 아니다. 중국의 경우, 인구 10만 명당 34명에게서 간암이 발생하고 있지만, 한국은 48명으로 알려져 있을 정도다. 또 한 예로, 미국암학회(ACS)가 최근 발표한 자료에 따르면 B형 간염으로 인한 간암 발병률이 미국 내 백인에 비해 중국계는 5~6배, 베트남계는 13배, 한국계는 8배 이상 높다.

동양과 아프리카와는 달리 미국, 캐나다, 북유럽의 경우, 간암 발병률은 인구 10만명 당 5명 정도로 비교적 낮은 편이지만, 지난 20년간 줄곧 증가해왔으며 앞으로도 한동안은 증가 추세를 보일 것으로 예상된다.

미국의 경우, 1980년부터 2000년 사이 불과 20년 동안 간암 발병률이 2배로 증가했다. 특히 미국 남성에게 간암은 현재 가장 빠른 증가 추세를 보이는 암종이다. 뿐만 아니라 고령층이 아니라 비교적 젊은 45~60세에서 간암 증가율이 가장 큰 편으로 알려졌다. 간암으로 인한 사망률 또한 증가 추세를 보이는 실정이다. 일반적으로 암 질환 대부분의 사망률은 줄어들고 있는 상황에서 유독 간암으로 인한 사망률이 늘어나는 것은 분명 심각히 고려해야 할 문제다.

간암 발병률이 높아짐에 따라 병원 입원 치료는 물론 많은 치료 요법이 시행되고 있어, 국가적인 경제 부담 또한 만만치 않다. 이렇게 간암의 발병률

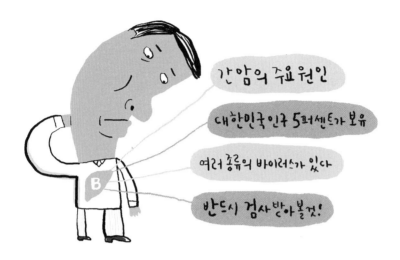

간암의 주요원인

대한민국 인구 5퍼센트가 보유

여러 종류의 바이러스가 있다

반드시 검사받아볼것!

과 사망률이 증가함에 따라 이로 인한 병원 검사 및 치료법 또한 발달되고 있으며, 이에 따른 병원 치료비 및 경제적 부담도 늘어나는 판국이므로 국가 차원에서도 이러한 문제점들은 커다란 이슈가 아닐 수 없다.

__위험 요인/원인
간암의 주원인은 간 경변이다. 간 경변이 있을 경우 간암의 매해 발생률은 2~6퍼센트로 알려져 있다. 모든 간암의 90퍼센트 이상은 간 경변에서 비롯되며 간 경변을 가져다주는 요인들은 여러 가지이며 지역별로 달리 구분될 수 있다. 한국의 경우, 간암의 80~90퍼센트가 만성 B형 및 C형 간염에 의한 것으로, 그중에서도 B형 간염이 주된 원인이다. 한국과는 대조적으로 미국과 유럽, 일본의 경우는 간암의 60~70퍼센트가 C형 간염에 의한 것으로 B형 간염보다 훨씬 큰 비중을 차지하는데, 이유인즉 B형 간염보다

C형 간염이 많이 발견되기 때문이다(아래 도표 참조).

B형 간염은 예방 접종을 통해서 출생 직후부터 바이러스 감염에 대한 예방이 대부분 가능하다. 그러나 산모가 바이러스 증식도가 높은 바이러스 보균자인 경우에는 백신과 면역 글로불린을 접종하더라도 태아에게 감염될 수 있다는 가능성을 배제할 수 없다. 그러므로 B형 간염으로 인한 간암 발병률도 한동안 지속될 것이다. 아무튼 B형 혹은 C형 간염 보유자인 경우에는 간단한 혈액 검진을 통해 조기 검진이 가능하다. 바이러스성 간염 외에도 알코올성 간 질환, 당뇨나 비만과 관계된 지방간은 간 경변과 간암의 주 원인으로 대두되고 있다. 이외에도 여러 유전성 간 질환과 자가 면역 간 질환 등을 간암의 요인으로 들 수 있다.

■ 간암의 위험 요인

	C형 간염	B형 간염	알코올	기타
유럽	60~70%	10~15%	20%	10%
미국	50~60%	20%	20%	10%
아시아	20%	70%	10%	10%

특히 비만은 간 경변과 간암의 주요인으로 주시되고 있다. 한국인의 경우 성인 남성 80만 명을 10년간 추적 검사한 결과 비만은 다양한 암 발생 위험을 최고 2.8배나 높이는 것으로 나타났다. 비만도가 높아질수록 대장암, 간암, 담도암, 전립선암, 갑상선암, 임파선암 등의 발생 위험이 높아진다는 사실이 발견되었다. 비만과 간암의 관계는 특히 비만도가 높은 미국에서는 커

다란 건강 이슈가 아닐 수 없다. 또한 비만도(체질량 지수)가 35~40Kg/m²인 미국인 90만 명의 남성을 대상으로 16년간 추적한 결과, 정상인에 비해 간암으로 인한 사망률이 4.5배 증가한 것으로 나타났다.

__진단과 치료

만성 간염 환자는 물론 간암의 특정한 위험 요인을 지닌 환자들은 특별한 증상이 없어도 정기적으로 병원을 방문하여 검사를 받아야 한다. 간 상태를 평가하는 것과 함께 간암 발생 여부를 정기적으로 살펴보는 것이다. 간암을 조기에 발견하면 그 치료 효과를 극대화할 수 있기 때문이다.

간암의 치료 방법은 다른 암에 비해 매우 다양하다. 현재 정립된 치료법은 크게 간 절제술과 비수술적 국소 요법(경피적 에탄올 주입법, 고주파 열 치료법, 경피적 동맥 색전술 등), 간 이식 등이 있다. 남아 있는 간 기능이 정상적이고 마취와 수술을 받을 수 있는 상태라면 우선 간 절제술을 시행한다. 그렇지 못할 경우 다른 국소 치료법을 고려하게 된다. 특히 간 기능이 저하되어 있거나 간성 뇌증, 혼수, 복수, 토혈 등 말기 간 경화 증상이 동반되는 경우엔 간 이식이 최종적인 치료 방법이 된다. 그러나 간 이식의 경우는 공여자의 부족, 경제적 비용이 문제가 된다. 이처럼 간암으로 진단되었을 때 치료 방법의 결정은 진단 당시의 간 기능, 전신 상태, 암의 진행 정도, 환자의 사회적 능력 등 다양한 요소들에 의해 좌우된다.

__예방

질병에 대한 대책으로 가장 중요한 것은 예방이다. 한국은 물론 세계적으로도 간암의 주요인이 B형 간염인 것을 감안할 때, B형 간염 예방 접종의 중요성은 실로 대단하다. 타이완에서는 1984년도부터 백신 접종이 실시되어 왔는데, 1981년부터 1994년 사이에 6∼14세 어린이들의 간암 발병률을 조사해 본 결과, 간암 발생 빈도가 1981∼1986년에는 10만 명당 0.7이었던 것이 불과 10년 안에 0.36으로 떨어졌다(아래 도표 참조). 이는 B형 간염 백신 접종이 간암을 예방하는 데 얼마나 중요한가를 확실히 보여 주고 있다.

■ **B형 간염 백신의 효과**

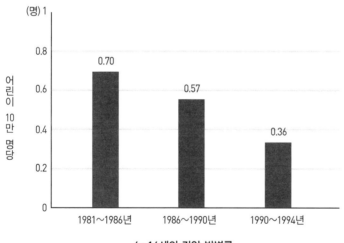

6∼14세의 간암 발병률

지은이 현철수 1954년 서울에서 태어났다. 대만과 일본에서 중·고등학교 과정을 마치고 미국으로 건너가 존스홉킨스 대학에서 생물리학을 전공했다. 이후 마이애미 의과대학을 졸업하고 조지타운 대학 병원에서 내과 전문의 자격을 취득한 뒤 로체스터 의과대학에서 생물리학 박사 학위를 받았다. 이어 예일 대학 병원에서 위장, 간 내과 전문의 과정을 수료했다. 현재 뉴욕에서 〈속 편한 내과〉를 개원, 운영 중이며 코넬 대학 위장, 간 내과 임상 교수를 겸임하고 있다. 저서로는 『속병 클리닉』(2005)과 『B형 간염, 잡을 수 있다』(2008)가 있다.

한국인의 위장·간 질환

발행일　2005년 3월 20일 초판 1쇄
　　　　2010년 4월 15일 신판 1쇄

지은이　**현철수**
발행인　**홍지웅**
발행처　**주식회사 열린책들**

경기도 파주시 교하읍 문발리 499-3 파주출판도시
전화 031-955-4000　팩스 031-955-4004
www.openbooks.co.kr

Copyright (C) 현철수, 2005, *Printed in Korea.*
ISBN 978-89-329-1045-1 93510

이 도서의 국립중앙도서관 출판시도서목록(CIP)은 e-CIP 홈페이지(http://www.nl.go.kr/cip.php)에서 이용하실 수 있습니다. (CIP제어번호 : CIP2010001099)